AF318240

NOTES MÉDICALES

RECUEILLIES DURANT

UNE MISSION DIPLOMATIQUE

EN ABYSSINIE

PAR

M. LE Dʳ HENRY BLANC

Chirurgien-major de l'armée de Sa Majesté Britannique,
Membre du Collége royal des chirurgiens d'Angleterre,
Membre (Fellow) de la Société royale de géographie de Londres,
de la Société de géographie de Paris,
de la Société d'anthropologie de Paris, etc.

PARIS

G. MASSON, ÉDITEUR

LIBRAIRE DE L'ACADÉMIE DE MÉDECINE

PLACE DE L'ÉCOLE-DE-MÉDECINE

1874

NOTES MÉDICALES

RECUEILLIES DURANT

UNE MISSION DIPLOMATIQUE

EN ABYSSINIE

NOTES MÉDICALES

RECUEILLIES DURANT

UNE MISSION DIPLOMATIQUE

EN ABYSSINIE

INTRODUCTION

Au printemps de 1864, une rumeur vague se répandit qu'un potentat africain avait emprisonné un consul britannique. Le fait parut si étrange que peu de personnes crurent à cette nouvelle. Il fut bientôt certain cependant qu'un empereur d'Abyssinie, nommé Théodoros, avait jeté en prison et chargé de chaînes le capitaine Cameron, consul accrédité à cette cour, et avec lui plusieurs missionnaires établis dans cette contrée. Une petite note au crayon fut expédiée par le capitaine Cameron au vice-consul anglais à Massouah ; elle donnait le nombre et les noms des captifs et plaçait leur libération entièrement dans l'envoi d'une lettre à l'empereur Théodoros en réponse à une qu'il avait envoyée lui-même, quelque temps auparavant, à S. M. la reine d'Angleterre, et qui était restée jusqu'alors sans réponse.

La demande exprimée par le consul anglais ne pouvait s'accomplir sans de grandes difficultés. L'Abyssinie était un pays peu connu, et la conduite de l'empereur Théodoros était si contraire au droit des gens qu'il devenait difficile d'entrer en communication avec lui, sans exposer la liberté de ceux qu'on enverrait.

M. H. Rassam, sous-gouverneur d'Aden, fut choisi par le gouvernement pour exécuter cette tâche difficile et périlleuse. Il devait être accompagné de deux officiers de l'armée, et mes services, ainsi que ceux du capitaine Prideaux, furent acceptés.

Notre mission ainsi constituée, nous reçûmes une lettre de S. M. la reine d'Angleterre, que nous devions remettre nous-mêmes à l'empereur Théodoros. D'autres instructions nous recommandaient d'informer l'empereur que nous étions arrivés à Massouah porteurs d'une lettre de la reine, et de lui demander un sauf-conduit pour entrer et sortir librement de ses États.

Le 20 juillet 1864, M. Rassam et moi nous quittâmes Aden pour nous rendre à Massouah, où le capitaine Prideaux nous rejoignit plus tard. Le 23 au matin, à une distance d'environ trente milles de la côte, nous aperçûmes les hauteurs de l'Abyssinie, formées de plusieurs chaînes de montagnes superposées courant toutes du nord au sud. Que'ques pics, entre autres celui de Taranta, s'élèvent à une hauteur d'environ douze à treize mille pieds. A mesure que nous approchions, les contours du rivage devenant de plus en plus distincts, nous aperçûmes une petite île entourée de vertes pelouses, semée de blanches maisons qui réfléchissaient leur ombre protectrice dans l'eau tranquille de la baie. Ce spectacle nous fit éprouver une sensation délicieuse ; on eût dit que nous touchions à l'un de ces lieux enchantés de l'Orient si souvent décrits, si rarement vus, et vers lequel l'impatience de nos cœurs nous poussait si ardemment que l'allure rapide de notre vaisseau nous paraissait trop lente encore ; mais petit à petit, comme nous approchions de la côte, nos illusions disparurent une à une, les gracieuses images s'évanouirent et la réalité toute nue n'offrit à notre vue que les maugroves des marécages, une berge sablonneuse et calcinée, des huttes sales et misérables, et au lieu du paradis que la distance avait fait miroiter devant notre imagination, nous trouvâmes (et malheureusement nous y restâmes assez longtemps pour vérifier le fait) que le pays de notre résidence temporaire pouvait être dépeint en trois mots : soleil brûlant, saleté et désolation.

Quand on a affaire aux Asiatiques et aux Africains, il faut savoir attendre, et malgré nos demandes réitérées Théodoros ne voulut pas répondre à nos lettres. Nous demandâmes à notre gouvernement la permission d'aller quand même, à nos risques et périls ; on nous refusa. Force nous fut d'attendre, et ce ne fut qu'un an plus tard, le 12 juillet 1865, que la réponse de Théodoros nous parvint enfin. Sa lettre n'était ni courtoise, ni polie ; elle n'était ni scellée, ni signée. Il nous ordonnait de partir par la route longue et malsaine du Soudan, et, une fois arrivés à la frontière ouest de son empire, à Metamma, de l'informer de notre venue, afin qu'il puisse nous fournir une escorte pour nous accompagner jusqu'à son camp. Nous dûmes nous rendre d'abord en Égypte, pour acheter des présents pour lui et ses principaux officiers, et ce ne fut que le 15 octobre 1865 que, tous nos préparatifs étant à peu près complets, l'ambassade partit pour sa dangereuse entreprise.

Le 25 décembre 1865, nous mîmes pied pour la première fois sur le sol abyssin, et, quoiqu'en janvier 1866 l'objet de notre mission fût accompli, ce ne fut cependant qu'après un séjour de deux ans et demi dans ce pays, où nous eûmes à supporter tant de souffrances physiques et morales, que, le cœur plein de gratitude pour notre délivrance, nous dirigeant vers le nord, vers notre patrie, nous vîmes s'éteindre graduellement dans un horizon toujours plus éloigné, et enfin disparaître dans la brume de la mer Rouge nos vieux amis les hauts sommets de Taranta et de Gedem, la terre des Shohos sauvages et la côte aride et brûlante si longtemps témoins de nos espérances déçues.

De la misère, des ennuis, des souffrances que nous eûmes à endurer; de notre longue et pénible captivité, je ne compte pas vous entretenir ici, et sans autres réflexions je vais commencer la narration de mon voyage, considéré surtout sous son aspect médical. Je ne pourrai, dans les limites de ces articles, donner des détails sur toutes les maladies des contrées que nous avons traversées, indiquer tous les différents modes de traitement employés par les natifs, toutes les coutumes des indigènes, etc. Je me propose de vous demander seulement de m'accompagner comme si nous faisions la route ensemble, et j'attirerai chemin faisant votre attention sur les objets que je croirai digne de votre intérêt.

Mais qu'il me soit permis dans cette introduction de vous présenter l'homme si étrange qui chargea de fers ses hôtes et qui préféra le suicide à la défaite.

Lij-Kassa, mieux connu sous le nom de l'empereur Théodoros, était né vers l'an 1818, dans le Kouara, province à l'ouest de l'Abyssinie. Son père était un noble abyssin, et son oncle, un guerrier célèbre, avait été durant sa vie gouverneur de plusieurs des plus fertiles provinces de l'empire. A la mort de son oncle, Lij-Kassa fut nommé par l'empereur régnant, Ras-Ali, gouverneur de son pays natal, Kouara; mais, mécontent de ce poste, qui n'offrait qu'un champ limité à son ambition, il répudia son serment de fidélité et se saisit de la ville de Dembea, la capitale de la province de ce nom. Des troupes impériales furent envoyées pour réduire le jeune rebelle, mais il évita leurs poursuites, les attaquant quand l'occasion lui était favorable. Toutefois, sur la promesse qu'il serait bien reçu et que sa rébellion serait pardonnée, il se rendit au camp de l'empereur Ras-Ali. Ce chef, d'un caractère bienveillant, mais faible, tenta de rattacher à sa cause le vaillant rebelle en lui donnant en mariage sa fille unique, qui était d'une très-grande beauté, Lij-Kassa revint à Kouara et pendant quelque temps demeura fidèle à son souverain. Il organisa une expédition contre les Turcs, espérant reconstruire l'ancien royaume d'Éthiopie, mais la poignée de troupes disciplinées qu'on lui opposa et qu'il ne put vaincre lui démontra le peu de confiance qu'il devait placer dans ses bandes indisciplinées. Après ce combat, qui dut le faire renoncer pendant quelque temps à son rêve ambitieux, il dut s'arrêter sur les frontières de Dembea à cause d'une blessure grave. De son camp, il informa sa belle-mère (alors régente) de l'état dans lequel il se trouvait, la priant de lui envoyer une vache, salaire exigé pour le guérir par le docteur abyssin. Celle-ci, qui avait toujours détesté Lij-Kassa, saisit avec empressement l'occasion que lui offrait l'humble condition dans laquelle ce dernier était tombé pour froisser son orgueil, et au lieu d'une vache elle lui fit parvenir un petit morceau de viande accompagné d'un message insultant. Près de la couche du chef blessé se tenait sa courageuse compagne, qui avait partagé ses infortunes, la belle jeune femme qu'il aimait. Entendant le message ironique de la reine, elle fut prise d'une grande colère; elle se leva et dit à Kassa qu'elle aimait les braves mais qu'elle haïssait les lâches, et qu'elle l'abandonnerait s'il ne lavait cette insulte dans le sang. Peu de temps après il se déclara de nouveau indépendant. Enfin, en 1853 il renversa l'empereur Ras-Ali à la bataille de Djisella, et en 1855, ayant réduit son dernier ennemi, le prince de Tigré, il se fit couronner empereur à Axum sous le nom de Théodoros.

Malheureusement, au faîte de sa fortune il perdit sa courageuse et bien-aimée épouse, et de cette époque datent ses habitudes de débauche, ses cruautés et sa chute. Il regretta profondément sa première femme. Elle avait été sa fidèle conseillère, la compagne inséparable de sa vie aventureuse, l'être qu'il avait le plus aimé, et tant qu'il vécut il chérit et respecta sa mémoire. En 1866 un de ses chefs le supplia, en ma présence, de me permettre de rester quelques jours auprès de sa femme mourante. Théodoros y consentit tout de suite, et, mettant sa tête entre ses mains, des larmes coulèrent de ses yeux sans pitié au souvenir de la perte douloureuse qu'il avait faite lui-même il y avait déjà bien des années.

I

MASSOUAH.

Massouah (15° 36′ latitude Nord, 39° 30′ longitude Est) es'
une de ces îles de corail qui abondent dans la mer Rouge.
Longue de 2 kilomètres, d'une largeur de 500 mètres environ,
elle ne s'élève que de quelques pieds au-dessus du niveau de
la mer.

La ville de Massouah n'est qu'un amas de huttes de bois et
de paille, au milieu desquelles se détachent quelques petites
maisons bâties avec du corail, blanchies à la chaux, et dont
l'éclat est très-pénible sous le soleil brillant des tropiques. Ce
n'est guère un endroit à visiter, encore moins un lieu de
séjour ; aussi les quelques voyageurs européens désireux de
s'aventurer vers les hauts plateaux s'en éloignent-ils aussi
rapidement qu'ils peuvent. Mais ils ont affaire à l'administration turque, dont la lenteur est proverbiale, et beaucoup
d'entre eux, arrivés à Massouah sans de bonnes recomman-
dations ou des bourses bien garnies, ont à surmonter tant
d'obstacles que plus d'un ne dépasse jamais cette île maudite
et meurt en vue de la terre promise.

Mais pour le Dankali, le Shoho, le Habab et le Bédouin
errant du Sambar, le cas est bien différent. Pour eux Massouah
est une noble cité, le quartier général de l'austère gouvernement qu'ils respectent et qu'ils craignent ; c'est leur grand
entrepôt commercial, la ville au marché étroit où du matin
au soir la foule se presse, où l'on flâne, où l'on s'occupe
d'affaires. Là le bachi-bosouk coudoie le *gommeux* sauvage,
dont les cheveux crépus sont recouverts d'une épaisse couche
de suif, et tous deux sont au comble de leurs désirs quand ils
peuvent se payer quelques petits verres de mauvaise eau-de-
vie, et attirer sur eux les regards de quelque belle fille du
désert.

L'eau, un peu saumâtre, que l'on boit à Massouah est apportée dans des outres par les jeunes filles des villages environnants. Les quelques villages sur la terre ferme qui entoure
Massouah doivent leur existence aux puits qui y ont été
creusés, et ce commerce d'eau constitue la seule occupation
des habitants de ces hameaux, petites oasis sans arbres.
Toutefois, les habitants de Massouah se vantent de n'être pas

entièrement privés d'eau, et, en cas de siége, de pouvoir se passer pendant quelques jours de l'eau importée.

En effet, la ville n'occupe qu'une moitié de l'île; le reste a été mis à part pour un cimetière et pour des citernes creusées dans le rocher de corail; beaucoup de ces réservoirs sont en très-mauvais état, et ils sont de toutes parts entourés par des tombes. Mais, comme si cette source de contamination n'était pas suffisante, on entasse toutes les ordures de la ville entre les tombes et les citernes.

Une ou deux fois par an, après une pluie tropicale, le terrain déchiré ouvre une issue aux eaux qui remplissent les réservoirs, et elles entraînent avec elles toutes sortes d'impuretés. Ces citernes appartiennent à l'aristocratie de l'endroit, et cette eau, une infusion impossible à analyser, dans laquelle entrent des cadavres en putréfaction et des ordures sans nom, est néanmoins très-estimée, et, contradiction terrible mais évidente avec nos connaissances hygiéniques, ni fièvre typhoïde, ni maladie grave, ne sont produites par son emploi; au contraire, ceux qui boivent habituellement de cette eau dégoûtante, étant des gens aisés, sont gras, ronds, frais et aussi rosés que des hommes noirs peuvent l'être.

Dès notre arrivée à Massouah, et comptant n'y faire qu'un court séjour, nous nous mîmes à l'œuvre pour gagner la faveur des chefs, afin de nous éviter les embarras et les lenteurs que leur intérêt suscite à tous ceux qui ont besoin de leurs services. M. Rassam, excellent juge du prix d'un natif, arrangea les affaires à merveille, et du divan du pacha à la hutte de paille du prince d'Arkeeko, il n'y eut que des louanges pour proclamer notre venue.

Je dois à la vérité de dire que l'honneur de cette bonne opinion revient certainement à la médecine. En Afrique, quelques connaissances médicales sont, après l'argent, le plus utile des passe-ports.

Le pacha de Massouah, un Turc d'une cinquantaine d'années, me fit demander le jour même de notre arrivée. Il serait incorrect de dire qu'il était seulement malade, car il se mourait lentement, épuisé par une débilité extrême. Je le trouvai étendu sur son lit : un vrai squelette vivant, fumant sa pipe, sa dernière et seule consolation. Je l'examinai avec soin et je ne trouvai aucune indication morbide, à part une débilité excessive et de la dyspepsie due à l'usage immodéré du tabac. Ce pauvre homme, exilé parmi des sauvages, avait reporté toutes ses affections sur sa pipe; depuis des mois il avait à peine pris de la nourriture; quelquefois, à la recommandation de quelque visiteur, il faisait des efforts inouïs pour avaler quelques bouchées d'un plat extraordinaire inventé pour lui par quelque ami, ou bien il faisait l'essai de quelque remède infaillible ; mais ni l'un ni l'autre ne donnait les résultats voulus, et, philosophe comme tout bon Turc doit l'être, il se consolait d'un « bismillah » et reprenait son régime habituel, composé de petites tasses de bon moka et de bouffées de son *latakieh* bien-aimé. Heureusement pour lui son âme était au-dessus des préjugés de sa race ; je crois qu'en bonne santé il n'aurait pas repoussé la coupe qui égaye et enivre, et loin qu'il fît aucune objection, son œil musulman brilla d'un nouvel éclat quand je lui ordonnai des vins de Porto et de Xérès. Des ablutions froides matin et soir, de bons consommés et des petits plats délicats fournis par notre cuisinier complétèrent mon ordonnance. Je n'essayai pas d'interdire la pipe et le café, je n'aurai pas réussi, et cette privation aurait été trop cruelle pour lui, mais j'y mis des limites. Je ne lui donnai aucun médicament, pensant que cela valait mieux pour lui. Quelque temps après, il put faire de petites promenades dans son jardin, et dès que cela fut possible je l'envoyai faire un tour en mer. Il alla à Djeddah et y resta, et nous apprîmes qu'il s'était très-bien trouvé de son voyage. Un an plus tard, notre steamer dut s'arrêter à Djeddah pour prendre du charbon, et quel ne fut pas mon étonnement de voir mon ancien malade monter à bord, paraissant dix ans plus jeune et s'avançant vers moi, et, oubliant dans sa reconnaissance qu'il était le secrétaire du schérif de la Mecque et que je n'étais, moi, «qu'un chrétien et le fils d'un chien », me sauter au cou, et avec des larmes de joie s'écrier : « Dieu soit béni, puisqu'il m'a permis de vous revoir. »

Massouah est situé sous le tropique, au fond d'une baie et touchant presque à la côte. Cette île n'est près de l'embouchure d'aucun cours d'eau, et elle est entourée de déserts brûlants ; la mer qui la baigne a toujours une température élevée, il y pleut très-rarement ; les ouragans de sable y sont fréquents durant l'été ; son climat peut, par conséquent, être pris comme le type du climat chaud et sec.

Ce climat n'est pas directement nuisible aux Européens ; il débilite, affaiblit et prédispose aux maladies tropicales, mais il les engendre rarement. Cependant si le climat n'est pas par lui-même meurtrier, les chances de vie de l'Européen qui y séjournerait longtemps seraient fort minimes. La chaleur constante et excessive qui y règne produit, après un certain temps, une prostration telle, qu'il faut, sous peine de mort, changer de localité, pour un temps au moins. Nous-mêmes nous eûmes à subir cette influence, et notre dégoût pour cette fournaise était tel que, si plus tard on nous eût proposé d'échanger nos fers à Magdala contre un second séjour à Massouah, je crois que tous nous aurions mieux aimé notre prison incommode sur la montagne, que de vivre en liberté rôti à petit feu sous le ciel de Massouah.

Durant les plus mauvais mois, de mai à septembre, on ne peut goûter de repos ni le jour, ni la nuit. Qu'on se figure des officiers européens, accoutumés à tout le luxe des Indes, vivant sous une tente au bord de la mer, le thermomètre à neuf heures du matin marquant 35 degrés centigrades, s'élevant graduellement dans la journée jusqu'à 46 degrés et plus, et cela jour après jour, pendant des mois, sans le plus léger changement; et si nous ajoutons à l'influence d'un soleil toujours brûlant de l'eau saumâtre, l'absence de légumes, pas de pain ou du mauvais, de la viande d'une qualité inférieure, quelquefois même absente, on s'étonnera non pas qu'un être humain puisse résister à toutes ces influences, mais que d'autres êtres qu'on appelle aussi des hommes puissent y faire leur domicile habituel, et même ne pas trop mal s'en trouver.

Les montagnes dans le voisinage de Massouah sont comprises dans la région des pluies tropicales. Cette saison dure depuis juin jusqu'en septembre; mais quoique durant cette époque le ciel à Massouah soit souvent chargé de nuages, il y pleut très-rarement; il semble toujours que la pluie va enfin tomber, mais les gros nuages disparaissent, comme si l'eau se refusait à rafraîchir cette plaine désolée et brûlée, et bien que les plateaux inférieurs, quelques six cents pieds au-dessus du niveau de la mer et à 16 kilomètres environ de la côte, soient quelquefois visités par des averses torrentielles, la pluie rencontre en cet endroit une barrière infranchissable, et le vent du nord-est n'apporte à l'île désolée que des nuages de poussière qui s'abattent sur elle avec la violence terrible des ouragans secs, si communs sur le littoral de la mer Rouge.

Non-seulement à Massouah, mais dans toute cette région, où la chaleur est intense, il faut que l'Européen, s'il veut conserver la santé, ou plutôt s'il veut éviter une mort presque certaine, obéisse à quelques règles hygiéniques très-simples, mais d'une importance capitale.

Il est toujours très-dangereux de s'exposer aux rayons du soleil, et il faut l'éviter autant que possible, mais surtout et sans aucune exception de dix heures du matin à trois heures de l'après-midi, époque de la journée pendant laquelle la chaleur est le plus intense.

On ne doit jamais revêtir pour aller dehors des vêtements de couleur foncée. On doit protéger la tête par un grand chapeau de feutre, autour duquel on roule une longue bande de mousseline ; il faut toutefois se souvenir que le danger du coup de soleil n'est pas écarté par cette précaution, et que la qualité et la nature des vêtements eux-mêmes ont une importance majeure. Une chemise de flanelle épaisse et un habit de coton blanc ouaté sont de toutes choses celles qui donnent le plus de protection contre les rayons du soleil.

C'est une erreur de croire qu'une fois que l'on a protégé la tête, tout danger est évité, et cette méprise déplorable a fait bien des victimes. Les effets des rayons du soleil sur le corps, surtout sur le dos, sont plus à craindre que sur la tête même, et si jamais je me trouvais dans une position où il me serait impossible de protéger également la tête et le dos, je n'hésiterais pas dans mon choix et je me soustrairais contre le plus grand danger en protégeant le corps de préférence à la tête.

L'opinion que des vêtements légers sont indiqués ou plus agréables à porter durant les fortes chaleurs est erronée. De la flanelle et du coton, tous deux mauvais conducteurs de la chaleur, sont préférables, pour l'usage, à la chemise de mousseline et à l'habit de toile de lin ; car si avec ceux-ci la première impression est favorable, elle ne tarde pas à faire place à un sentiment désagréable de chaleur et de sécheresse. Le cou doit être dégagé, et aucune partie de l'habillement ne doit porter atteinte à la libre circulation du sang. Autour de la ceinture on devra porter une longue bande de coton ou de soie. Enfin il faut protéger le corps tout entier à l'aide d'un large parapluie doublé.

Dans ces localités, tant que le soleil darde ses rayons sur la terre il ne faut jamais aller à pied, que l'on prenne pour monture cheval, mulet ou chameau. La réfraction qui se fait par le sable chauffé est plus pénible à supporter que les rayons directs du soleil et certainement plus dangereuse ; à 1 mètre au plus au-dessus du sol les effets de la radiation sont moindres, et en se servant d'une monture on évite en même temps l'excitation de la circulation et la fatigue, toujours dangereuses.

Certains détails de diète doivent aussi être soigneusement observés, et l'on s'exposerait beaucoup à Massouah en s'aventurant au soleil de midi après un copieux repas (ce qui est encore possible pour le nouveau débarqué) ou à jeun. Une tasse de café et un biscuit suffiront, mais aussi doivent-ils être considérés comme nécessaires avant d'affronter l'ennemi, c'est-à-dire le soleil.

L'abus des boissons alcooliques fait courir les plus grands dangers, et notre règle invariable était « de ne jamais rien boire de plus fort que du thé ou du café avant que le soleil n'ait disparu à l'horizon». Je ne veux pas dire qu'il faille repousser entièrement les stimulants ; le soir, après une promenade à cheval, nous prenions notre modeste repas arrosé d'un verre de bonne bière ou d'un verre de bordeaux coupé d'eau. Quelquefois nous faisions un extra et nous prenions un verre de grog froid avant de nous coucher. Mais on doit éviter les alcools durant la journée, et surtout le matin. Malheur à l'ivrogne engourdi et appesanti par la débauche de la veille ; pour lui toutes précautions seront inutiles ; il ne peut s'aventurer en plein soleil, et même s'il reste chez lui, se fiant à la douteuse protection de sa tente, la fièvre ou l'insolation viendra le saisir, et, victime volontaire, il sera la proie facile de la mort, toujours présente dans ces parages. Il faut également plaindre celui qui repousse *systématiquement* les alcools : la débilité et l'épuisement, quoique moins dangereux certainement que les conséquences de la débauche, entraînent fréquemment aussi des conséquences funestes.

Pour éviter autant qu'il se peut l'insolation, le coup de soleil, la fièvre ardente, la débilité ou l'épuisement, la devise de l'Européen placé sous le soleil de l'Afrique tropicale doit être : «Soyez modérés en toutes choses», usez, mais n'abusez pas, et celui qui transgressera cette loi peut être certain que ses chances de vie sont bien petites et que ses os blanchiront sans sépulture sur quelque monticule de sable ou près de quelque ravin où il aura essayé de se traîner pour y chercher un peu d'ombre protectrice ; parents et amis pleureront son sort et parleront avec horreur et effroi de cette terre d'Afrique, si terrible, la tombe de tant d'esprits aventureux ; tandis que le malheureux voyageur sera tombé là, victime non pas tant du climat lui-même que de son mépris ou de son ignorance des règles si simples, mais aussi si importantes, de cette science immense, l'hygiène.

Les habitants de Massouah et des villages environnants n'ont que quelques-uns des attributs des races africaines. C'est un peuple mixte, croisé du Turc, de l'Arabe et de l'Africain. Les traits sont généralement bons, le nez est droit, les cheveux courts et bouclés, mais non crépus, la peau est très-brune, les lèvres souvent épaisses, les dents égales et blanches.

Les hommes sont de taille moyenne, les femmes petites et

grasses. Ils sont ignorants et superstitieux, n'ayant retenu aucune des vertus de leurs ancêtres, mais ayant soigneusement
conservé tous leurs vices. Au point de vue médical, ils sont
essentiellement asthéniques, peu propres à un travail continu,
et quand ils tombent malades ils sont rapidement abattus et
manquent de résistance vitale. Il est rare d'y rencontrer des
vieillards.

L'âge adulte est de courte durée dans les deux sexes. A
trente-cinq ans les hommes grisonnent, à quarante ils sont
vieux. Chez les femmes, la durée de la vie active est encore
plus courte; elles se marient à dix ou douze ans, à vingt ans elles
atteignent la fleur de l'âge, puis commencent à dépérir; on ne
peut se faire une idée du changement opéré chez elles par une
année. A notre arrivée, quelques-unes de nos porteuses d'eau
n'étaient que des enfants; avant notre départ c'étaient déjà
des femmes au buste bien développé, piquantes, et au regard
hardi, et sans doute il y a déjà longtemps qu'elles sont fanées,
sinon décrépites.

Le mariage détruit rapidement les charmes de la plus belle
fille, et nous avions de la peine à croire que ces laiderons aux
seins pendants, à la face terreuse et sans expression, fussent
les mêmes jeunes filles aux pieds légers, au sourire doux et
charmant, que nous avions aperçues à notre arrivée et qui
offraient le seul spectacle riant et le seul point brillant sur
ce vilain tableau qui s'appelle Massouah.

Durant notre séjour à Massouah, cette localité possédait un
médecin personnifié par un vieux guerrier turc. Bien que su-
périeur en intelligence à ses concurrents les prêtres musulmans, ses connaissances médicales étaient des plus restreintes.
Il gardait soigneusement des médicaments que quelques voyageurs lui avait donnés; mais comme il ignorait leurs propriétés
et leurs doses, il ne s'en servait pas, se contentant de les exhiber
sur son étagère, au grand effroi et à l'admiration de ses clients,
les Bédouins. Mais il était assez honnête homme, aussi ne
faisait-il pas une brillante fortune.

Les natifs n'ont aucune connaissance médicale. Quand ils
sont malades, ils envoient chercher le mulla (prêtre musulman) ou quelque autre personne en odeur de sainteté. Si le
cas est désespéré (je veux dire s'il n'y a pas d'argent dans la
famille), ces savants ne se donnent pas beaucoup de peine et
consolident leur réputation en portant un pronostic correct
que leur expérience leur a enseigné comme généralement
vrai, car ils prédisent la mort prochaine du malade.

Mais le cas est bien différent si l'on montre aux yeux avides

du saint quelques écus péniblement gagnés et soigneusement
cachés dans un recoin de la hutte, petit trésor enterré
depuis des années dans l'endroit le plus obscur et qu'après de
longs conciliabules on a déterré pour l'occasion. Des prières
extraordinaires sont écrites par l'homme de bien sur du par-
chemin préparé à la sainte Mecque même ; l'encre, deux fois
bénie, par les paroles qu'elle a tracées et par la main qui a
tenu la plume, est soigneusement enlevée avec de l'eau ; cette
eau sanctifiée est versée dans une tasse et, remède tout-puis-
sant, elle est religieusement avalée par le malade ; si toutefois
ce charme ne réusst pas, des incantations plus puissantes
encore sont mises en œuvre ; de nouveau des phrases magiques
sont écrites et avalées comme la première fois ; de plus, des
amulettes, enveloppés et recousus dans des bandelettes de
cuir, sont attachés aux pouces et aux poignets du malade.
Mais la maladie ne présente pas d'amélioration et il y a encore
quelques pièces de monnaie dans la cabane : alors le dernier
et le plus puissant charme est appliqué : le saint, après avoir
murmuré de longues prières entrecoupées de plaintes et de
gémissements, crache trois fois sur le moribond ; si l'influence magique de ce dernier effort reste sans succès, on
ne doit conserver aucun espoir ; le fatalisme musulman reprend
le dessus et les derniers gémissements du mourant sont en-
tendus sans sympathie ; après que de si grands efforts ont été
tentés pour sauver le malade, faire plus serait de l'hérésie ; on
doit maintenant se courber sans plainte devant la volonté
d'Allah ; est-ce qu'il n'a pas refusé de rappeler l'Ange de la
mort, malgré les prières et les invocations de son saint bien-
aimé ?

La petite vérole visite Massouah périodiquement, les habitants disent tous les dix ans, mais je crois qu'elle ne disparaît
temporairement d'une localité que pour en envahir une autre,
et qu'à toute saison on trouve cette maladie parmi les tribus
qui habitent le Samhar, le Bogos et le Soudan. La variole
était le plus terrible fléau que les habitants de ces contrées
connussent avant l'apparition du choléra, qui envahit cette contrée pour la première fois en 1866. La vaccine est inconnue aux
indigènes, mais ils connaissent et pratiquent l'inoculation. Ils pratiquent l'opération de la manière suivante : une incision superfi-
cielle de 2 ou 3 centimètres de long est faite à l'avant-bras avec
un rasoir (le barbier est généralement l'inoculateur), et l'on frotte
dans cette incision de la matière prise sur un cas bénin de
petite vérole, avant que la lymphe soit devenue purulente.

Beaucoup de femmes meurent en couches, résultat dû en

grande partie au mode d'accouchement en usage dans ces contrées. Il n'y a pas de sages-femmes spéciales, et toute vieille femme est acceptée comme maîtresse dans cette profession, et comme l'art des accouchements n'est pour elles qu'un étrange mélange de maximes puériles ou nuisibles, on comprend que ces vieilles sorcières se parent du titre de sages-femmes, et se croient de première classe.

Les femmes accouchent appuyées sur les mains et les pieds, à quatre pattes, l'enfant tombe à terre et la femme reste dans la position de l'accouchement jusqu'à ce que le placenta soit tombé à son tour. On ne permet aucune manœuvre, on regarde, voilà tout.

Je dois ajouter que la même coutume est aussi en usage en Abyssinie. Je vis plusieurs fois des femmes succombant à des hémorrhagies supportées dans la position orthodoxe mais nullement assistées ; tous les témoins de cette scène hurlant et criant à tue-tête, et les sages-femmes, parfaitement ignorantes du fait que quelques manœuvres très-simples suffiraient pour préserver l'accouchée d'une mort presque certaine, se contentant de pousser des hauts cris.

Dans ces cas, au milieu des cris et des clameurs des nombreux amis et voisins, j'ai été assez heureux pour sauver plusieurs femmes d'une mort imminente ; mais la responsabilité que j'encourais était grande, car si la femme était morte on aurait pu m'attribuer son décès, et dans ces contrées la responsabilité du médecin n'est pas un mythe, car l'insuccès entraîne une punition sévère, même la mort, si l'on ne peut arranger l'affaire à l'amiable en payant une forte amende.

Après que le placenta est tombé à terre, la femme est placée sur un petit lit (imitation d'un lit de sangle), un drap de coton sale est jeté par-dessus elle, et la sage-femme place sous le lit un pot en terre à moitié plein de braise, puis elle jette de temps en temps sur ce feu quelques pincées de plantes aromatiques, dont la fumée dense et acride remplit la cabane et suffoque à moitié la malheureuse femme. Il arrive assez fréquemment que la nouvelle accouchée tombe en syncope par suite de la perte considérable de sang qu'elle a eu à supporter. On la place de suite dans une position assise, un chapelet d'amulettes est attaché aussi serré que possible autour de sa tête, puis toutes les personnes présentes, et il y en a beaucoup, se précipitent autour d'elle, poussant des cris perçants, pleurant, sonnant des clochettes, battant des plaques de métal, en un mot faisant de leur mieux si le bruit est le remède pour ramener même un mort de la tombe.

Dès que les premiers signes d'un retour à la vie se manifestent, un miroir est placé devant la face de l'accouchée, et on lui enjoint de se regarder dedans aussi fixement qu'elle peut ; les amis et voisins s'asseyent, le bruit cesse, mais il est remplacé par des gémissements et des plaintes que les assistantes font entendre comme si elles souffraient elles-mêmes, et qui sont une preuve de leur sympathie avec les souffrances de l'accouchée ; pendant tout ce temps, celle-ci est maintenue dans la position assise, l'endroit manque d'air et avant peu la malheureuse créature s'évanouit de nouveau, et comme aucun raisonnement ne peut convaincre les assistants qu'ils feraient mieux de se retirer et permettre à la pauvre femme de respirer un peu d'air, même impur, la seule ressource qui reste, après avoir épuisé tous les arguments, c'est de mettre hardiment et de force tout le monde à la porte et enjoindre aux quelques sages-femmes qui restent l'obligation de placer l'accouchée dans la position horizontale et de lui donner les soins que sa position exige.

Supposons que ces premiers accidents aient été conjurés ou qu'ils n'aient pas eu lieu ; après la fumigation, on doit alors administrer à l'accouchée la médecine qui consiste en un grand verre de beurre fondu mêlé de miel et d'épices ; la femme, *nolens, volens*, est obligée de l'avaler. Heureusement que ce remède agit généralement comme un émétique léger et après cela l'accouchée est laissée en paix.

Si la femme est assez forte pour résister à toutes ces épreuves, et beaucoup le sont, une fois qu'elle a échappé aux soins de la sage-femme et à la sympathie par trop démonstrative de ses amis et voisins, elle se remet bien vite, et quelques jours après on peut la voir se traîner péniblement dans sa hutte et s'occuper de nouveau de ses devoirs domestiques.

Le beurre frais est la première nourriture du nouveau-né. Chez la plupart des jeunes mères les seins sont tellement distendus pendant les premiers jours qui suivent l'accouchement qu'il est physiquement impossible que l'enfant puisse prendre le sein ; tout ce temps on ne le nourrit qu'avec du beurre, et même lorsqu'il peut prendre le sein on continue à lui donner encore un peu de beurre tous les jours. Les enfants semblent se bien trouver de ce régime.

Les enfants ne sont sevrés que lorsqu'ils ont atteint leur deuxième année, quelquefois on attend que la troisième année soit complétée, et, jusqu'à ce qu'ils puissent se traîner par terre ou marcher, quelles que soient les occupations auxquelles la mère se livre, elle porte toujours son enfant sur son dos,

où il est maintenu par un morceau de cuir fixé autour de la
taille et de la poitrine de la mère. Les seins des femmes qui
ont nourri depuis quelque temps sont si allongés, que peu
d'entre elles ont besoin de déranger leur enfant pour l'allaiter,
elles font passer le sein par-dessus l'épaule, et l'enfant tette
pendant que la mère continue à s'occuper de travaux rudes et
pénibles.

Un fait assez curieux, occasionnellement rencontré dans les
basses terres, et plus fréquemment encore sur les plateaux de
l'Abyssinie, c'est la coloration blanche de la peau des nouveau-
nés; quelques-uns ont, pendant quelques jours, toute l'apparence d'enfants européens; après une semaine ou deux la
coloration plus foncée de la peau commence à se montrer, et
les vrais caractères de la race se manifestent d'une manière
peu douteuse.

Je vis à Massouah plusieurs cas de rhumatisme, quelques-uns
syphilitiques, et sans doute importés d'Abyssinie. Un de mes
clients rhumatisants, vieux négociant musulman et natif de
l'Abyssinie, s'était enfui à Massouah parce qu'il avait ouï-dire
que Théodoros éprouvait un caprice pour sa femme. Dès que
le négociant eut pris la fuite, on s'empara de sa femme, qui
dès lors fit partie du harem de l'empereur, et le vieillard,
plaignant son malheureux sort et gémissant sous les angoisses
de ses douleurs rhumatismales, prit le parti très-sage de
demeurer sous la protection turque.

Une fois, je lui donnai une ordonnance, en l'invitant à aller
à bord de notre bateau à vapeur, à l'ancre dans le port, où le
pharmacien la lui préparerait. D'après ce qui suivit il doit
m'avoir mal compris, car quelque temps après il revint me
voir et me dit qu'il avait fait ce que je lui avais ordonné, mais
qu'il ne se sentait pas mieux, « et je puis vous assurer,
ajouta-t-il, que j'ai fait très-régulièrement des frictions avec la
médecine que vous m'avez donnée, et c'est à peine s'il m'en
reste ». En disant cela il tira de sa poche un petit morceau de
papier crasseux.

Je ne pouvais comprendre ce qu'il voulait dire, j'examinai
le débris de papier, et je ne fus pas peu surpris d'y reconnaître
mon écriture. Quelques mots expliquèrent le malentendu.
Sous l'impression que le pouvoir de la médecine résidait dans
les mots que j'avais écrits, il n'avait pas porté l'ordonnance
au pharmacien du navire, mais il s'était contenté de frictionner matin et soir ses membres endoloris avec le papier écrit
que je lui avais remis. C'était là certainement un grand hommage qu'il rendait à ma sainteté.

Je n'ai vu que très-peu de cas de syphilis à Massouah, et presque chez tous la maladie avait été contractée en Abyssinie. Dans le bazar (marché) de Massouah, un certain nombre de créatures laides et décrépites combinent la double profession de procureuses et de prostituées; leur clientèle est limitée à la garnison turque, les Bédouins leur préférant les porteuses d'eau des villages environnants. J'ai entendu dire que la gonorrhée est assez commune dans ces contrées, et j'ai soigné durant mon séjour plusieurs individus atteints de rétrécissements de l'urèthre dus à cette cause.

A mon arrivée, je m'attendais à rencontrer un grand nombre de cas de scorbut, et je fus très-étonné de n'en voir que quelques cas rares chez des étrangers à la localité, surtout chez des esclaves amenés de l'intérieur du pays.

Je suppose que les habitants de la côte, nés et élevés dans cette région d'eau saumâtre et privée de végétation, sont d'une certaine façon physiquement adaptés à ces circonstances peu favorables, et l'effet de ces causes se manifeste chez eux plutôt par de l'émaciation et de l'anémie que par des maladies aiguës ou spécifiques. Il nous faut toutefois prendre en considération que l'usage de la viande fraîche est très-répandu dans ces contrées, et qu'en temps ordinaire elle est tellement bon marché que les plus pauvres même peuvent en faire leur nourriture habituelle.

Pauvres, mal habillés, encore plus mal logés, insuffisamment nourris, on ne peut s'attendre à trouver dans ces conditions un peuple vigoureux, actif et enjoué. En effet, en règle générale, les indigènes de Massouah et de la côte avoisinante sont paresseux et apathiques, et rien dans leurs mœurs ni dans leurs coutumes ne rappelle le sans-souci des races africaines. Leurs chansons sont tout ce qu'il y a de plus monotone, et leurs danses des regards et des gestes lascifs accompagnés par un son sifflant produit par les lèvres.

Les lamentations pour les morts, quoique sous certains rapports une imitation de ce qui a lieu sur le plateau abyssin, sont plus lugubres et moins énergiques. Les hurlements qu'ils poussent en ces occasions sont plus tristes, moins impressifs et cessent bientôt pour faire place à un gémissement tranquille et prolongé. Dès qu'un malade a rendu le dernier soupir, jusqu'au moment de l'enterrement, tous les parents, amis et voisins, s'assemblent en dedans et à l'entour de la maison mortuaire, et tous pleurent, ou du moins prétendent ressentir un chagrin violent. Quand de temps en temps un moment de silence se produit, un des individus présents se lève et d'une voix

entrecoupée par les sanglots, raconte quelque anecdote de la
vie de celui qu'on pleure.

« Je me souviens, dira-t-il, qu'un jour me sentant fatigué,
j'éprouvais un grand désir pour une prise de tabac (une de
leur plus grande jouissance); heureusement pour moi, je ren-
contrai celui que nous regrettons aujourd'hui, et son cœur
généreux le fit accéder tout de suite à ma requête. » Chaque
hommage semblable rendu aux vertus du décédé est suivi
par les hurlements, repris en chœur par l'assemblée entière
et sur un ton chaque fois plus élevé et plus criard.

Le développement des organes génitaux de ces races est très-
remarquable, et il semblerait que plus ces organes sont déve-
loppés moins les indigènes sont intelligents et plus ils sont
abrutis. Toutes ces tribus sont, en effet, étonnantes sous le
rapport génital, et je regrette que la décence m'empêche de
narrer à ce sujet des faits étranges. Leur intelligence est très-
peu développée, et quoique moins lascifs que les races qui
habitent les plateaux (simple question de climat, je crois, du
moins), le seul mobile de leur vie se résume dans des désirs
sensuels les plus grossiers. En cela réside leur gloire et leur
bonheur. La vie même semble se faner chez eux dès que les
organes génitaux perdent de leur vigueur, et, leur vitalité
sexuelle disparue, le corps entier semble dépérir et se flétrir.

Depuis le pays de Somalis aux rives de l'Atbara, toutes les
diverses tribus qui habitent cet immense territoire pratiquent
une singulière opération sur les enfants du sexe féminin, opération qu'ils considèrent sans doute comme une sage précaution.

Sept jours après la naissance, la sage-femme, à l'aide d'un
couteau bien tranchant, fait de chaque côté de la vulve une
incision profonde et enlève un lambeau de peau et toute la
membrane muqueuse; les cuisses sont ensuite rapprochées et
maintenues en place par un bandage pendant cinq ou six jours.
L'opération réussit presque toujours, la réunion est généralement parfaite, excepté à la partie inférieure, où un corps
étranger a été placé de manière à laisser une ouverture pour
le passage de l'urine et des règles. On le croirait à peine, mais
le fait n'en est pas moins exact : des viols ont lieu dans ces
conditions.

Durant mon séjour à Massouah, j'eus connaissance de plusieurs
cas ; toutefois, je crois qu'il ne peut y avoir aucun doute que
dans ces circonstances le viol doit avoir été accepté, et la
femme, quelque excuse qu'elle puisse donner, doit avoir
consenti, ou plutôt, dans son ignorance, elle doit s'être soumise

volontairement à des douleurs cruelles. Même dans les cas orthodoxes, pendant les quelques semaines qui suivent la nuit des noces, les organes génitaux de la femme sont lacérés et contusionnés. Dans quelques cas où l'on me consulta, j'aurais eu peine à croire que l'état des parties pût être causé par l'organe mâle, si je n'eusse connu les proportions énormes et la dureté plus que ligneuse du pénis chez cette race.

Quand une fille est donnée en mariage, elle est examinée avant la cérémonie par les parentes du fiancé. Si la peau qui recouvre le vagin est intacte elle est acceptée, toutefois la tâche de l'époux n'est pas facile, et dans nos contrées elle pourrait, je crois, garder pour toujours sa virginité. Le jeune Bédouin se confie, et avec raison, à sa force; l'homme mûr doit s'y prendre autrement, et il coupe la peau avec un anneau de cuivre au rebord tranchant qu'il porte à son doigt pour cet usage, mais il faut qu'il s'y prenne fort adroitement, car autrement une honte éternelle s'attacherait à son nom.

Toutes ces tribus suivent la religion du Koran, et cette croyance est la seule qualité qui les relève un peu. En les traitant bien et en ne se butant pas contre leurs préjugés, on se les attache et ils font des serviteurs dévoués et fidèles; comme domestiques, ils sont bien supérieurs aux chrétiens cophtes, qui n'ont du chrétien que le nom et qui sont une honte vivante à la plus noble et la plus élevée des croyances.

Quelques-uns des avantages que les musulmans offrent comme domestiques sur les membres de l'Église cophte sont d'une grande importance pour le voyageur, car les musulmans se lavent et ne s'enivrent pas, ou rarement, et il leur est possible de dire la vérité.

II

LE SOUDAN.

Le 16 octobre 1865, à notre grande joie, nous quittâmes enfin Massouah, et nous nous mîmes en route pour le plateau Abyssin. Durant plus d'une année, le cœur bien triste, journellement nous regardions avec envie ces hautes montagnes s'élevant majestueusement à quelques milles à peine de notre campement. Nous savions que quelques journées de marche, pénibles sans doute, nous conduiraient sur la plus haute cime, celle de Taranta. Cette montagne, haute d'environ 7000 pieds, est, du côté de la mer Rouge, le poteau indiquant au voyageur le chemin le plus court et le plus direct qu'il doit prendre pour pénétrer en Abyssinie.

Nous éprouvâmes une bien vive contrariété quand Théodoros lui-même nous défendit de prendre cette route pour parvenir jusqu'à lui. La cause d'un ordre si singulier, pour cette fois du moins, ne fut pas un caprice du tyran; il ne pouvait faire autrement. Toute la province de Tigré, par laquelle nous aurions dû passer si nous avions pris le chemin direct, était à cette époque presque entièrement au pouvoir des rebelles; et comme Théodoros n'avait aucune envie de voir ses futurs otages tomber entre les mains de ses ennemis, il nous enjoignit de traverser le Soudan et d'entrer en Abyssinie par la passe de Tschilga, située à l'extrémité sud-ouest de son empire. Jusqu'alors, dans cette direction, son autorité était reconnue; il n'était pas pressé, et il lui était du reste fort égal que nous ayons devant nous une marche de 400 milles au lieu de 70; mais pour nous, un long voyage à travers des plaines insalubres et à l'époque la plus défavorable de l'année n'offrait certes pas une perspective agréable.

Nous éprouvâmes de grandes difficultés pour nous procurer les chameaux nécessaires à notre transport, les Bédouins ne pouvant se décider à s'aventurer à travers le Soudan à cette époque malsaine de l'année. Les pluies venaient de cesser dans le Soudan et, dans ces immenses plaines, pendant quatre à six semaines après, la végétation est si abondante, l'humidité si considérable, le soleil si brûlant et les nuits si fraîches, qu'une longue expérience a appris aux indigènes que, de tous les mois de l'année, octobre est le plus dangereux pour les voyageurs.

Les natifs croient que les fièvres, etc., qui attaquent si universellement les caravanes qui traversent le Soudan après les pluies sont produites par l'usage du lait, qui est très-abondant à cette époque et dont les voyageurs font un très-grand usage. Cette croyance me fut tant de fois répétée, qu'à la fin je commençai à croire à mon tour qu'il devait y avoir quelque chose de vrai dans cette opinion si populaire.

En effet, il y a du vrai dans cette opinion; seulement la cause réelle a été méconnue. Je trouvai que le lait caillé (c'est sous cette forme que le laitage est préféré) donne lieu à une sensation de soif ardente et pénible; le besoin de boire de l'eau devient si pressant qu'une personne ainsi altérée ne se fait aucun scrupule de boire le liquide qu'elle rencontre en chemin, quoiqu'il n'ait de l'eau que le nom.

Sous ce rapport, le lait caillé est vraiment une cause de

fièvre ou de dyssenterie, non pas qu'il soit nuisible par lui-même, mais il provoque le développement des maladies paludéennes par la soif intense qu'il engendre et la quantité d'eau mauvaise et malsaine que son usage rend nécessaire.

Un coup d'œil jeté sur une carte du Soudan expliquera mieux qu'une longue description les points principaux de notre voyage. Les premiers jours, nous eûmes à traverser le petit désert de Chab (direction nord-ouest de Massouah). En quittant le désert, nous nous dirigeâmes plus à l'ouest le long de vallées étroites ou de ravins, puis nous eûmes à gravir d'abord des collines, puis des montagnes, jusqu'à ce que nous atteignîmes le point le plus élevé sur notre route (Lookun), environ 4500 pieds au-dessus du niveau de la mer. Cette chaîne de montagnes, prolongation de celles de l'Abyssinie, se dirige du sud-est au nord-ouest le long de la côte africaine de la mer Rouge, et elle forme une succession de petits plateaux très-pittoresques et délicieux sous tous les rapports.

Du côté de la côte, la pente est douce; mais au versant opposé, vers les plaines du Soudan, elle est très-abrupte, et en quelques endroits tellement escarpée, que nous dûmes décharger nos chameaux qui, même privés de leurs fardeaux, ne parvinrent pas tous sains et saufs jusqu'en bas.

Cette conformation du pays a un effet marqué sur le climat, et quelques heures amènent une différence énorme, car il n'en faut pas davantage pour descendre de la passe de Lookun aux plaines mêmes du Soudan, qui sont situées à 2500 pieds au-dessous de la chaîne de montagnes qui les sépare de la côte.

Arrivés dans la plaine, nous marchâmes à l'ouest vers Kassala; de cette ville nous nous dirigeâmes vers le sud et le sud-est, traversant toujours des plaines sans limites, jusqu'à ce que nous atteignîmes la province de Galabat, frontière de l'Abyssinie à l'ouest, et où de nouveau une succession de collines et de monts nous ramena au pied des Alpes abyssines.

Calculant notre voyage de Massouah à Galabat à environ 430 milles, on peut dire qu'en règle générale l'eau qu'on rencontre sur ce long trajet est insuffisante et malsaine.

Le long de la côte et à travers le désert de Chab, une distance d'environ 44 milles, il n'y a pas le plus petit ruisseau, pas même de puits. Pour obtenir l'eau dont nous avions besoin pour nous-mêmes et nos chameaux, nous dûmes faire creuser des trous dans le lit de quelques torrents toujours desséchés, excepté durant ces rares époques où une pluie tropicale inonde les montagnes d'où ils descendent.

De la chaîne de montagnes que nous traversâmes aux plaines du Soudan, la distance est d'environ 75 milles, et à la date de notre voyage l'eau était bonne et abondante. Des cours d'eau de toutes grandeurs, depuis de petits ruisseaux sautant de rochers en rochers jusqu'à la belle rivière Anseba, abondent dans cette région, et certainement durant cette partie de notre voyage nous n'étions pas à plaindre sous ce rapport. Mais comme la température était agréable et le pays boisé, l'eau n'était pas pour nous la première nécessité de la vie, et nous n'y attachâmes que peu d'importance, tandis que plus loin, dans les plaines brûlantes, un luxe tel que de l'eau fraîche et limpide aurait été sans prix à nos yeux. Depuis le pied du mont Lookun, nous dûmes nous contenter d'une eau peu abondante, mauvaise, souvent fétide. Jusqu'à notre arrivée dans la province de Galabat, une fois seulement en traversant l'Atbara, le plus puissant tributaire du Nil Bleu, nous pûmes boire de l'eau sans crainte et profiter de l'abondance qui nous entourait pour nous rafraîchir et nous reposer.

Cette question de l'eau est si importante sous les tropiques surtout dans les régions où sévissent les maladies paludéennes que je me permets d'insister sur ce point. Dans mon opinion, la source et la qualité de l'eau potable dans les districts infestés par la malaria doivent être considérées comme le point le plus important et le plus capital. Instruit par l'expérience acquise par un long séjour dans des contrées essentiellement malsaines, j'avertis notre petite troupe du danger que nous avions à courir et j'insistai pour que tous prissent toutes les précautions possibles pour se protéger contre cette cause si puissante des maladies rapidement mortelles et qui déciment ceux qui sont forcés de traverser les plaines du Soudan.

Ce qu'il y avait de plus simple à faire, c'était de ne boire que de l'eau filtrée et bouillie. Nos domestiques et nos gens ne purent se soumettre à cette contrainte, mais mes deux compagnons s'y prêtèrent volontiers; M. Rassam, quoiqu'il fît son possible pour se procurer de l'eau pure, ne fut pas toujours assez prudent, et il eut quelques accès de fièvre. Toutefois, avec des soins et de la quinine, il s'en débarrassa rapidement, et, instruit par l'expérience, il ne but plus d'eau naturelle et continua à se bien porter.

Le capitaine Prideaux et moi nous ne touchâmes jamais une goutte d'eau sans qu'elle eût été préalablement bouillie et filtrée et généralement bouillie une seconde fois pour le thé, le café ou le chocolat que l'on nous servait. Nous suivîmes fidèlement cette règle de conduite depuis l'heure de notre départ de Massawah jusqu'à notre arrivée à la capitale du Galabat, et, quoique nous fussions placés sous tous les autres rapports entièrement dans les mêmes conditions que le reste de notre caravane, ni l'un ni l'autre nous n'éprouvâmes durant ce long et pénible voyage même un jour de malaise.

Nous avons donc ici l'exemple de trois Européens placés exactement et pendant un certain temps dans les mêmes conditions défavorables ; tous trois nous avions habité les Indes pendant des années, et quand nous quittâmes Massouah, M. Rassam était certainement le plus vigoureux des trois. Notre vie était en commun, et à l'exception de l'eau il n'y avait entre nous aucune différence, et certes les influences climatériques étaient bien les mêmes pour tous trois.

Deux d'entre nous ne burent jamais, durant ce long voyage, une goutte d'eau dans son état naturel, et nous sortîmes triomphants de l'épreuve ; le troisième, qui n'adopta cette règle de conduite que partiellement, tomba malade.

Cette preuve de l'influence fâcheuse de l'eau est assez forte, mais elle ressort encore plus clairement si nous considérons l'état de nos domestiques et de nos suivants, qui tous souffrirent plus ou moins de maladies paludéennes dont l'intensité fut tout-à-fait en rapport avec la manière plus ou moins imparfaite dont ils suivirent les conseils sanitaires que j'avais fait tout mon possible pour leur inculquer. Du reste, je ne m'étais fait aucune illusion à leur égard, et je savais qu'aucun natif ne se résignerait, accablé de fatigue et de soif, à attendre qu'il eût eu le temps de filtrer de l'eau et de se préparer du thé ou du café ; en conséquence, dès que nous arrivions à l'endroit choisi pour notre campement, nous prenions toutes les précautions pour obtenir la meilleure eau possible.

Tant que les puits sur notre route ne furent que superficiels, nous ne nous servîmes jamais de ceux qui avaient été creusés avant notre arrivée, et de suite un certain nombre de nos gens étaient chargés de creuser un puits dans le sable, et l'on ne se servait de l'eau des puits existants que pour abreuver les animaux. Mais plus nous avançâmes dans les plaines, plus les puits devinrent profonds, et nous ne pûmes bientôt en creuser, n'ayant ni l'outillage ni le loisir nécessaires.

Alors nous adoptâmes l'arrangement suivant : parmi les puits nous en choisissions un ou deux dont le sol avoisinant était moins bourbeux et moins imprégné que les autres de bouse de fumier et d'autres immondices ; quelques hommes vidaient l'eau du puits avec des baquets, et enlevaient ensuite

toutes les ordures accumulées au fond, et quand le puits était
de nouveau rempli, on le vidait une seconde fois, et ce n'était
qu'après que la deuxième eau avait eu le temps de reposer,
que nous permettions qu'on s'en servît. Nous avions apporté
avec nous de très-bons filtres et on commençait toujours le dé-
ballage par eux ; tous nos gens ne devaient, selon nos ordres,
se servir que de cette eau filtrée ; mais à l'exception de quelques-uns de nos domestiques indiens, peu d'entre eux com-
prirent la valeur du conseil, et ils préférèrent l'eau moins limpide à laquelle ils étaient accoutumés.

Plusieurs de nos domestiques prenaient du thé, du café ou
de la soupe, et après leur repas satisfaisaient leur soif avec
quelques gorgées d'eau filtrée, ceux-ci ne souffrirent que très-
légèrement ; d'autres négligèrent entièrement nos recommanda-
tions et buvaient fréquemment et abondamment de toute eau
qu'ils rencontraient sur la route, ceux-ci furent tous malades,
soit de fièvre, soit de diarrhée ou de dyssenterie, et il s'en fallut de peu que plusieurs ne payassent de leur vie leur entête-
ment et leur désobéissance.

D'autres précautions doivent aussi être prises. Ainsi chacun
de nous avait un petit lit pliant en fer, et nous adoptâmes
comme règle générale de ne jamais coucher sur la terre
même. Quand nous étions ou trop fatigués ou trop abattus par
le sommeil pour attendre nos lits, nous étendions à terre une
grande peau de bœuf tannée que l'un de nos domestiques por-
tait avec lui sur sa mule ; tous nos gens étaient pourvus de ces
peaux et de couvertures de laine.

Nous dormions tous en plein air, tout enveloppés, suivant la
coutume native, de la tête aux pieds dans une grande couverture. Les nuits, comparées aux jours, étaient fraîches ; la
moyenne thermométrique entre onze et trois heures, sous une
tente plantée à l'ombre de quelque acacia ou des tamarins,
était de 110 à 115 degrés Fahrenheit, tandis qu'au lever du
soleil nous n'avions souvent que 68 à 69 degrés. Le changement le plus considérable dans la température diurne se mon-
trait généralement une heure ou deux avant le lever du soleil,
et quand nous devions faire une halte durant le jour, nous en
profitions pour dormir la grasse matinée. Toutefois ce repos
si nécessaire nous aurait fait plus de mal que de bien si nous
n'eussions pris la précaution de bien nous enrouler dans nos
couvertures avant de nous endormir. On doit toujours se couvrir la tête avec la couverture ; elle forme ainsi une espèce de
respirateur et modifie d'une certaine manière l'air ambiant
qui est pratiquement reconnu plus dangereux durant la nuit

que pendant le jour quand le *quid ignotum pernicieux* est supposé, à tort ou à raison, être maintenu près du sol par les rayons ardents du soleil.

Le choix du terrain pour la halte de la nuit est très-important. Nous choisissions toujours, quand c'était praticable, quelque élévation, si petite qu'elle fût, et si nous n'en trouvions pas de convenable, nous cherchions une éclaircie où l'herbe avait été brûlée ou déjà desséchée, loin de tout arbre et à quelque distance de vallées étroites ou de marécages. Nous ne nous arrêtâmes jamais pour la nuit sur les rives des quelques fleuves que nous eûmes à traverser, et, quoique durant la journée ce fût avec bonheur que nous restions pendant les heures de fortes chaleurs à l'ombre des grands arbres qui croissent le long des bords de l'Anseba, du Gasch ou de l'Atbara, avant le coucher du soleil nous changions notre camp, craignant de passer la nuit dans ces localités remplies de charmes, mais présentant trop de dangers une fois la nuit tombée.

Quelquefois nous fûmes obligés de faire halte la nuit dans des endroits bas, humides et marécageux; alors, après une heure ou deux de repos, nous partions en avant, laissant la plupart de nos gens avec les bagages nous suivre quelques heures plus tard. Toutes les fois que nous pouvions nous procurer du bois, nous faisions allumer de grands feux à l'entour de notre camp; ces feux étaient entretenus toute la nuit par nos gens qui dormaient et veillaient à tour de rôle. Cette coutume d'allumer des feux la nuit est universellement reçue par les natifs, non pas tant comme mesure de précaution contre les maladies, mais pour éloigner les lions qui sont dans ces localités, nombreux et hardis.

Nous évitions le soleil de midi à deux heures autant que possible, et quand la nécessité nous forçait à voyager durant les heures de fortes chaleurs, nous suivions soigneusement les règles que j'ai décrites ailleurs; de temps en temps, quand notre route nous conduisait à travers des marais ou des bois, avant de partir nous prenions quelques grains de quinine, et tous les trois ou quatre jours j'en faisais prendre une dose à tous les domestiques que nous avions amenés des Indes avec nous.

Jusqu'à Kassala, à peu près à moitié chemin, nous n'eûmes que très-peu de malades. Des ordres avaient été donnés pour que, dès le plus léger malaise, on vînt me trouver; la crainte du danger faisait qu'on obéissait à cet ordre, et plusieurs fois quelque remède administré à temps coupa court à des accidents qui auraient pu entraîner des suites graves, s'ils avaient été négligés. Mais le soir de notre départ de Kassala (la ville la plus malsaine possible et où nous fûmes obligés de séjourner plusieurs jours), nous perdîmes notre chemin, tellement la nuit était noire, et nous dûmes rester jusqu'au jour sur un banc de sable dans la rivière Gasch, où un orage des plus violents nous surprit et nous mouilla tous jusqu'aux os ; de là nous eûmes à traverser pendant plusieurs jours des prairies humides, marécageuses, où l'herbe était si haute, qu'à cheval on dépassait à peine le sommet des plus hautes tiges, et de jour en jour l'eau potable devenait plus rare et plus mauvaise ; toutes ces circonstances s'ajoutèrent l'une à l'autre pour introduire la maladie dans notre camp.

La fièvre, la dyssentérie, la diarrhée, attaquèrent les uns et les autres, et avant d'arriver à Metemma, presque tous nos domestiques et nos gens étaient atteints d'une des maladies que je viens de nommer.

Plus nous avancions, plus l'eau devenait rare ; plusieurs fois nous n'en trouvâmes pas du tout à l'endroit choisi pour notre halte, et nous dûmes repartir aussitôt que possible, nous contentant, malades et autres, d'une petite quantité d'eau trouble et nauséabonde que nous portions avec nous dans des outres bien graissées pour résister aux vents chauds. Les confrères qui me feront l'honneur de lire ce récit comprendront les grandes difficultés que j'eus à surmonter : j'avais à traiter des cas de maladies très-graves dans des circonstances qui paralysaient presque mes efforts. Mais je ne perdis pas courage, et je fis de mon mieux pour ces malheureux ; je les soignais constamment, sur la route et à nos courtes haltes, et je suis heureux de pouvoir dire que je n'en perdis pas un seul.

Dans un voyage comme le nôtre, et dans les contrées désignées sous le nom d'Orient, il n'y a en réalité que quatre maladies à craindre, à éviter et à traiter : ce sont la fièvre, la diarrhée, la dyssenterie et l'ophthalmie. Dans ces contrées, toutes ces maladies ont une marche rapide et désastreuse, il faut les subjuguer de suite ; il faut, pour ainsi dire, les étouffer dès leur naissance. Les moyens énergiques ont seuls quelque puissance ; il ne faut pas patienter avec elles : pas de tâtonnements, pas de demi-mesures, une heure perdue équivaut souvent à une sentence de mort.

Dans la fièvre, pour le voyageur traversant des contrées où la *malaria* règne en maître, il n'y a que deux remèdes sur lesquels il puisse compter, le quinine et l'eau-de-vie. Tous deux sont puissants ; la quinine est le meilleur des deux ; mais en l'absence de ce moyen l'autre est encore efficace ; réunis, leurs effets sont si constamment certains que l'on peut bannir toute crainte.

Une dose d'ipécacuanha et une d'huile de ricin pour modifier les sécrétions du tube digestif, des serviettes mouillées entourant le corps et changées aussitôt qu'elles s'échauffent, des applications réfrigérantes sur la tête, un vésicatoire à l'épigastre quand la langue est rouge, sèche et comme vernie, des boissons rafraîchissantes, une diète appropriée, etc., sont tous d'utiles et excellents auxiliaires, mais au besoin on peut s'en passer. Quelle que soit leur importance relative, ce sont des riens comparés à la puissance des antidotes : la quinine et l'eau-de-vie. On ne doit dans aucune circonstance les omettre ni les abandonner ; quel que soit l'état général du malade, on doit persévérer dans leur emploi.

Quand le délire s'était déclaré, quand la tête était brûlante, douloureuse, les yeux injectés, le pouls rapide, bondissant, la chaleur du corps très-élevée, en un mot quand, suivant les classiques, la quinine et les stimulants sont contre-indiqués et devraient être repoussés, ne considérant que la cause, *j'augmentais la dose de tous deux*, et un résultat favorable a chaque fois couronné ma ténacité. La cause de la fièvre, la *malaria*, — quelque chose que cela puisse être, — est très-certainement un poison, et un poison très-puissant, et il n'y a de réussite possible que dans l'administration d'un antidote. La vieille maxime qui veut qu'à moins que la cause ne soit enlevée l'effet reste, trouve ici une application heureuse. C'est une bataille entre le poison et l'antidote à laquelle nous assistons, le champ de bataille est le corps délicat de l'homme ; et si le remède ne gagne pas la victoire, quel espoir peut-il nous rester ?

La fièvre du Soudan est une rémittente ardente ou bilieuse affectant, dans les cas les plus graves, la forme continue et accompagnée de symptômes adynamiques et ataxiques.

La fièvre débute ordinairement par des douleurs aiguës dans les membres, mal de tête, prostration profonde ; en même temps un frisson plus ou moins violent et persistant se déclare, suivi bientôt après de phénomènes de réaction plus ou moins intenses. La fièvre revêt quelquefois le type intermittent le premier jour, mais dans le plus grand nombre des cas elle est d'emblée rémittente ou presque continue ; la chaleur de la peau est extrême et atteint des limites qui semblent incompatibles avec la vie ; c'est dans ces cas surtout que l'alcool à haute dose jouit d'une action puissante et assiste l'œuvre commencée par les sels de quinine.

La diarrhée parmi ceux de nos gens qui burent de l'eau non filtrée fut fréquente, et dans quelques cas très-intense. Elle était accompagnée de coliques vives, et elle avait une tendance marquée à tourner en dyssenterie. Une dose d'huile de ricin additionnée de 20 gouttes de laudanum donnait d'excellents résultats, puis j'administrais pendant quelques jours de la quinine et de l'opium dans un peu d'eau-de-vie et d'eau.

Dans la dyssenterie, j'appliquais tout de suite notre traitement indien de l'ipécacuanha à haute dose, et il a toujours donné des résultats des plus satisfaisants. Un individu se présentait, se plaignant de selles fréquentes, de ténesme, de coliques vives, les matières consistant en mucus et du sang ; s'il était à jeun je lui appliquais sur l'épigastre un sinapisme qu'il gardait pendant vingt minutes, en même temps je lui faisais prendre 20 gouttes de laudanum dans un peu d'eau ; toute boisson était strictement défendue ; une demi-heure après je lui faisais avaler deux grosses masses, chacune contenant 4 grammes de la poudre d'ipécacuanha. Il y avait quelques nausées, mais pas de vomissements ; quelques heures après des selles bilieuses et fécales avaient lieu, et quelques grains d'opium complétaient la cure. Je n'ai jamais été obligé de répéter l'ipéca ; la guérison a toujours suivi la première dose. Ici encore durant la convalescence le malade prenait pendant quelques jours, matin et soir, une dose de quinine.

L'ophthalmie, qui est si fréquente dans ces parages, est due à l'éclat de la lumière éblouissante du soleil ; elle est généralement franche, et l'on se trouve bien de l'emploi de lavages fréquents faits avec de l'eau fraîche un peu acidulée et d'un collyre au sulfate de zinc.

La pharmacie du voyageur dans l'Orient, qu'il soit médecin ou non, ne doit renfermer que quelques médicaments, de manière qu'il puisse prendre avec lui une plus grande quantité de ceux qui lui seront le plus nécessaires. La quinine, l'eau-de-vie, l'ipécacuanha, l'huile de ricin, la chlorodyne, les poudres de Sedlitz, le sulfate de zinc, l'opium, le tissu épispastique, du nitrate d'argent, de l'ammoniaque, sont à quelque chose près les seuls médicaments dont il ait occasion de se servir pendant son voyage.

Le Soudan est la patrie du Bédouin. La tribu la plus puissante de ces plaines est celle des Beni-Ameer. Ils parlent l'arabe, et ils ont gardé jusqu'à ce jour tous les caractères de leur race.

Le Bédouin d'Asie tel qu'on le voit à Aden et un Beni-Ameer sont tellement semblables, qu'il paraît étrange que ceux-ci n'aient gardé aucun souvenir de leur patrie ni de leur arrivée en Afrique. Leurs cheveux longs, noirs et soyeux n'ont aucune analogie avec la laine des soi-disant fils de Cham ; leurs extrémités délicates, leurs membres finement attachés, leur nez droit, leurs lèvres minces, leur teint bronzé, les distinguent complétement des Chankallas, des Barias et des autres races avoisinantes. Leur vêtement est une pièce de toile jetée autour du corps avec l'élégance naturelle à l'homme sauvage, et sous ces haillons on reconnaît une race fière et guerrière ; leurs formes gracieuses et nobles les parent, et leurs yeux noirs brillent d'un éclat qui révèle leur impudence et leur courage.

Les Beni-Ameer, comme leurs frères de l'Asie, possèdent cette loquacité et ce besoin de s'entendre parler qui les a fait définir par un voyageur distingué de l'Orient « une race bavarde et criarde ». Malheur au jour où ils admettront une Assemblée législative ! Leurs séances de nuit seront longues et orageuses.

Les Beni-Ameer payent un tribut à l'Égypte ; ils étaient à l'époque de notre passage quelque peu en retard, et nous eûmes quelques difficultés à nous procurer des chameaux, car ils craignaient qu'arrivés à Kassala leurs bêtes de somme ne fussent saisies.

Cette tribu parcourt les rives du Barka et de ses affluents. Sa station d'hiver est près de certains grands puits, à un endroit appelé Zaga ; c'est là que nous les rencontrâmes. Au printemps ils parcourent les immenses savanes au nord du Barka, car ils savent que dans ces contrées ils trouvent le pâturage et l'eau nécessaires à leurs innombrables troupeaux. Autour de Zaga des camps avaient été plantés dans toutes les directions, et leurs troupeaux, surtout les chameaux, nous semblèrent sans nombre. Évidemment c'est une riche et puissante tribu.

Notre camp fut établi près du quartier général, où résidait le chef de tous les Beni-Ameer.

Ahmed, le souverain de cette race, était un homme d'une quarantaine d'années, aux traits bien accentués et au regard fier et subtil. Il fut très-bienveillant à notre égard, et dès qu'il fut informé officiellement de notre arrivée, il nous envoya un présent de vaches et de moutons.

Le camp du chef était assez étendu et avait l'air d'une espèce de camp retranché entouré d'une haie forte et résistante. Les huttes étaient arrangées en cercle, à quelques pieds de la haie, et l'espace laissé inoccupé au centre était réservé aux troupeaux, qui sont toujours ramenés au camp à la nuit. La hutte

du chef était garnie de branches de verdure et les alentours
de gazon frais, ce qui formait un contraste agréable avec les
cabanes de ses sujets.

Toutes les huttes sont rondes, la plupart faites de pieux
plantés en terre, au-dessus desquels est jetée une natte grossière ; en moyenne, elles sont hautes de quatre pieds et mesu-
rent environ douze pieds à leur base. Pas de porte ; une simple
fente au travers de laquelle se traînent hommes, femmes, enfants, et qui entre-bàillée nous laissait apercevoir des yeux noirs
et brillants, curieux et non effrayés, car c'était le beau sexe
épiant les étranges hommes blancs.

La petite-vérole faisait à cette époque d'assez considérables
ravages, et la fièvre sévissait dans le camp. Je donnai des
remèdes à quelques malades et de bons conseils hygiéniques
au chef Ahmed. Il écouta avec l'impassibilité et la courtoisie
arabe ce que j'avais à lui dire, puis il me remercia par ces
mots : « Jamais mes ancêtres n'ont fait autrement que moi ;
je suivrai leurs pas. *Allah Kareem!* (Dieu est miséricordieux !) ».

Pour la première fois, je vis le tabac à priser employé
comme remède. L'ophtalmie est très-commune dans ces
plaines, et le tabac à priser, qui est estimé parmi eux plus
qu'un bon cigare de Havane, leur sert de collyre. On en
laisse tomber une pincée dans l'œil, et quand le tabac est
employé au début de la maladie, une seule application, ainsi
que j'ai eu l'occasion de l'observer, suffit pour couper court
au mal. La souffrance produite par cette application semble à
peine supportable, et quoique ces gens endurent ordinairement
très-bien la douleur, la pincée de tabac dans l'œil les fait
hurler, et pendant une dizaine de minutes ils se roulent par
terre dans une angoisse extrême.

Le 24 novembre 1865 nous arrivâmes à Metemma, la capitale du Galabat. Cette ville, située à environ 6 kilomètres de
l'Atbara (un des affluents du Nil), est presque entièrement
entourée par un petit ruisseau aux eaux sales, qui indique la
limite des territoires égyptien et abyssin. Sur la rive abyssinienne du ruisseau s'élève un petit village habité par des né-
gociants abyssins qui s'y rendent pendant les mois d'hiver,
époque des caravanes et du commerce avec l'intérieur, pour
retourner ensuite sur les plateaux ; car la race noire peut seule
résister aux influences pernicieuses du climat.

Ici encore les huttes arrondies ou coniques sont les habita-
tions de toutes les classes de la société ; la dimension plus
grande et certains perfectionnements dans la construction
indiquent seuls que le propriétaire appartient à la classe aisée.

Les habitants du Galabat sont les Takruris, race nègre du
Darfour ; à peu près deux mille demeurent dans la capitale ; le
reste, quelque huit mille, habite les nombreux villages répan-
dus aux environs de Metemma. Cette ville est, avec Kassala,
l'un des endroits les plus malsains que l'on connaisse à la
surface du globe ; heureusement pour nous, nous y arrivâmes
à l'époque considérée comme la saison saine de l'année ; néanmoins les demandes de médecine pour la fièvre, la dyssenterie
et l'ophthalmie furent si nombreuses, que nous n'eûmes qu'une
opinion fort médiocre de la saison saine de cette localité.

Le chef mit à notre disposition un de ses palais d'été, misé-
rable baraque construite sur une des collines qui dominent la
ville. Comme nous comptions rester quelque temps à Metemma,
et comme la plupart de nos gens étaient malades ou convalescents, nous fîmes de notre mieux pour les installer, ainsi que
nous, dans les meilleures conditions hygiéniques possibles.
Dès notre arrivée, nous vîmes que la cause des nombreuses
maladies et de l'affreuse mortalité qui sévit à certaines sai-
sons dans cette localité est due à l'eau dont les habitants se
servent ; en effet, ils boivent l'eau du ruisseau qui entoure la
petite ville, et comme il en est en même temps l'égout naturel,
il est difficile d'imaginer une eau plus dégoûtante et plus
malsaine. Il semblait pourtant évident qu'aucun être humain
ne pouvait boire de cette eau et continuer à se bien porter ;
aussi prîmes-nous tout de suite un arrangement avec un de
nos voisins pour qu'il nous apportât journellement sur des
chameaux de l'eau de l'Atbara, et durant notre séjour personne des nôtres ne toucha à une eau autre que celle qui
nous était fournie par la magnifique rivière qui coulait à
quelques kilomètres seulement de nous. Le résultat fut que
tous nous jouîmes d'une bonne santé et que nos malades et
convalescents furent bien vite sur pied.

La province de Galabat est très-favorable à l'agriculture.
De petites collines arrondies, séparées par des vallées aux
pentes douces et arrosées par de nombreux ruisseaux, donnent
au paysage un aspect agréable. Quelques pieux musulmans
du Darfour, revenant d'un pèlerinage à la Mecque, remar-
quèrent cette province si favorisée et s'y établirent ; d'autres
suivirent leur exemple, et Metemma fut bâtie. Quoique appar-
tenant à une race indolente et paresseuse, les Takruris for-
mèrent bientôt, grâce à l'extrême fertilité du sol, une colonie
assez puissante.

Une fois établis, ils reconnurent le sultan comme leur suzerain, lui payèrent un tribut et acceptèrent un de ses officiers

pour gouverneur. Mais les Takruris du Galabat ne furent pas longtemps à s'apercevoir que leurs voisins, les Égyptiens et les Abyssins, étaient trop redoutables pour que leur suzerain pût les protéger en aucune manière : aussi un beau jour ils mirent leur gouverneur à mort et élirent un cheick choisi parmi eux.

Le nouveau gouverneur fit alors des avances aux Abyssins et aux Égyptiens et leur offrit à tous deux un tribut annuel qu'ils acceptèrent. Cette sage politique, peu brave, il est vrai, amena d'excellents résultats ; la colonie s'accrut rapidement, le commerce y fleurit ; Abyssins et Égyptiens vinrent en foule aux marchés périodiques qu'ils y établirent, et ces foires devinrent bientôt une source de bénéfices considérables pour ces nègres rusés et rapaces.

Le vendredi, la colonie tout entière est saisie d'une ardeur martiale ; n'ayant pas encore de mosquée, les Takruris consacrent leur jour saint à des cérémonies en rapport avec leurs goûts de rapine. Quelques-uns d'entre eux ayant servi pendant un certain temps dans l'armée égyptienne, revinrent dans leur pays d'adoption pleins d'enthousiasme pour la discipline militaire et convaincus de la supériorité des armes à feu sur les lances et les bâtons de leurs compatriotes. Ils finirent par persuader à leurs concitoyens qu'ils devaient former un régiment sur le modèle de leurs maîtres. De vieux mousquets furent achetés et nous eûmes l'honneur de voir les premiers efforts tentés par le cheick Jumma pour se créer une armée régulière. Je crois qu'il est impossible d'imaginer une scène plus amusante. Que l'on se figure une centaine de nègres, grimaçants, à la tête laineuse, au nez aplati, à la grande bouche riante et montrant une rangée réjouissante de dents blanches, marchant en défilé indien pendant environ dix minutes, ensuite se formant ou plutôt essayant de se former en ligne, et, comme ils n'étaient pas encore très-forts, une moitié faisant face d'un côté, une moitié de l'autre. Mais la foule triomphait et applaudissait, et dès que fut prononcé le mot : « En place, repos », elle s'élança pour admirer de plus près les futurs héros de Metemma.

Du mois de mai au mois de novembre, Metemma est si malsain qu'il n'est habitable que pour les Takruris. C'est une race qui résiste bien aux influences délétères du climat ; mais ni les blancs, ni les Abyssins ne peuvent y séjourner. Les principales maladies qu'on y rencontre sont les fièvres rémittentes et intermittentes, la diarrhée et la dyssenterie ; puis viennent les ophthalmies, les affections de la peau et du système glandulaire.

Je soignai pendant mon séjour plusieurs cas d'hypertrophie de la rate, j'obtins quelque amélioration par des applications externes de la teinture d'iode et par l'usage interne de la quinine et de l'iodure de potassium à petites doses.

L'un de mes clients était le fils et l'héritier présomptif du cheik. Il était atteint de dyssenterie chronique; et quoique, grâce à mes soins, il ait recouvert la santé, son père ne me témoigna pas la moindre reconnaissance.

Les Takruris n'ont aucune connaissance médicale. Ici, comme à Massouah, les charmes jouent un grand rôle; ces nègres croient au mauvais œil, aux génies, aux mauvais esprits, et pour s'en préserver ils se couvrent d'amulettes, et en mettent pour la même raison sur leurs mules, sur leurs chevaux et même aux portes de leurs huttes.

III

ABYSSINIE.

Le 25 décembre 1865, nous traversâmes le fameux ruisseau-égout qui sépare l'Abyssinie de l'Égypte, et quoique encore dans les basses terres, nous étions dans un pays qui acceptait l'autorité de Théodoros. Après une marche de quelques heures, nous passâmes dans un district montagneux dont les pentes devenaient de plus en plus accentuées, et enfin, le 31 décembre, nous campions à peu près à mi-hauteur des Alpes abyssiniennes, qui nous dominaient encore, et avec Metemma maintenant tout à fait à nos pieds. Le lieu de notre halte s'appelle Bal-Waha, et comme les chameaux ne pouvaient aller plus loin, nous dûmes y attendre les porteurs que le gouverneur de la province devait nous envoyer sur l'ordre de Théodoros.

Ce lieu, charmant plateau du reste, avait été choisi par Théodoros pour y laisser reposer les voyageurs qui se rendaient dans son pays, parce que de là ses espions pouvaient lui donner une idée des habitudes, des défauts et des qualités de ses hôtes futurs.

Le 7 janvier, nous partîmes de Bal-Waha; tous les effets, boîtes, etc., étaient portés par des paysans; nous en eûmes 1200 le premier jour; mais leur organisation était défectueuse, et après une ou deux marches 500 suffirent amplement. Le 9, nous étions tout à fait dans les montagnes, et nous eûmes ce jour là à monter et à descendre des pentes tellement escarpées, que nous ne pouvions nous lasser d'admirer le pied sûr de nos mules, qui grimpaient comme des chèvres sur les flancs abruptes du plateau, qui ressemblait par place à une énorme muraille. Le 10, nous parcourûmes un trajet semblable, la route de plus en plus mauvaise; enfin nous fîmes l'ascension du pic le plus élevé, et nous nous trouvâmes tout-à-coup sur le plateau abyssin et, émerveillés à la vue de la nature souriante qui nous entourait, nous nous livrâmes à une joie sans partage; car nous avions enfin mis le pied sur la terre promise.

Après quelques jours de repos, nous nous remîmes en route, traversant successivement les provinces du Tschelga, une partie du Dembea, le Dagossa, le Wandigé, l'Atchefur, l'Aga-Medar, le Damot, etc.

Le camp de Théodoros était dans la province de Damot, près de la source du Nil Bleu. Le 24 janvier fut notre dernière marche; la nuit auparavant nous avions campé à peu de distance du camp impérial. La tente blanche, rayée de noir de Théodoros, plantée sur le sommet d'une colline élevée, semblait dominer fièrement le camp qui s'étendait au loin, et, comme le soleil disparaissait pour faire place à la nuit, elle nous apparut comme isolée et perdue dans l'obscurité grandissante. Un murmure faible et éloigné, tel que celui qu'on entend près d'une grande cité, arrivait jusqu'à nous, porté par la douce brise du soir, et la fumée qui s'élevait autour de la sombre colline, couronnée par la grande tente silencieuse, nous rappela que nous étions arrivés dans le voisinage du despote africain, et que déjà nous nous trouvions presque au milieu de ses innombrables armées.

Cette dernière marche fut courte. A mesure que nous approchions, on nous expédiait messager sur messager; enfin, il en vint un qui nous apportait l'ordre de revêtir nos uniformes et de nous tenir prêts à nous présenter devant Sa Majesté.

Tout-à-coup, au tournant de la route qui conduisait à la colline sur laquelle s'élevait la tente impériale, nous nous trouvâmes en face d'une de ces scènes que l'Orient seule peut produire et qui nous fit songer aux descriptions de Lobo et de Bruce, dont la véracité avait été pendant longtemps mise en doute. Une haute colline boisée, faisant face à celle sur laquelle s'élevait la tente impériale, était couverte jusqu'à son sommet par les fusiliers et les lanciers de Théodoros. Tous avaient revêtu leurs habits de fête; leur costume se composait d'une espèce de longue tunique de soie aux riches couleurs, et de leurs épaules retombait un grand manteau bordé de velours ou de fourrure. Sur ce fond rouge, noir et brun, l'acier brillant de leurs lances miroitait et reflétait les rayons limpides d'un soleil sans nuages, dardant ses flammes de feu au travers du noir feuillage des cèdres.

Entre les deux collines, se tenait un corps de cavalerie d'environ 10 000 hommes, au milieu desquels nous avançâmes. Les cavaliers placés à notre droite, vêtus de magnifiques tuniques, portant des boucliers d'argent ciselé et montés sur des chevaux richement caparaçonnés, formaient un corps d'élite composé des officiers de la maison de l'empereur, des chefs de son armée, des gouverneurs de provinces, etc..... Nous ne pouvions nous lasser d'admirer leurs magnifiques montures, chevaux dont l'Arabie aurait été jalouse et dont l'allure fière et l'œil de feu proclamait le sang Galla et les enfants jadis errants des plateaux du Yedjow et du Schoa.

A notre gauche, s'avançait en masse serrée la cavalerie indigène, corps plus sombre, plus compacte que son aristocratique vis-à-vis. Si leurs chevaux étaient moins gracieux et d'une allure plus tranquille, ils gagnaient en force et en solidité ce qu'ils laissaient à désirer en beauté, et lorsque nous vîmes leurs rangs bien serrés, bardés de fer, nous comprîmes la terreur des pauvres paysans quand Théodoros, à la tête de ses compagnons sans pitié, apparaissait soudainement et poussait son cri de guerre parmi leurs paisibles demeures.

Arrivés à l'entrée de la tente impériale, nous nous inclinâmes respectueusement et nous remîmes à Théodoros la lettre de Sa Majesté la reine d'Angleterre. Théodoros la reçut très-poliment et nous invita à nous asseoir. Il était lui-même à demi couché sur un sofa, enveloppé jusqu'aux yeux dans son shama (couverture de coton qui sert d'habit aux Abyssins), c'est le signe de la grandeur et du pouvoir en Abyssinie. A sa droite et à sa gauche se tenaient quatre de ses principaux officiers, et derrière lui veillait un ami fidèle, tenant dans chaque main un pistolet double et chargé. Après quelques questions et les compliments d'usage, nous reçûmes la permission de nous retirer.

A cette époque, Théodoros devait avoir quarante-huit ans. Son teint était plus noir que celui de la plupart de ses compatriotes; il avait le nez légèrement aquilin, la bouche grande, pourvue de lèvres si minces qu'elles se montraient à peine. De taille moyenne, bien pris, vigoureux plutôt que musculeux, il excellait dans les exercices du corps; très-beau cavalier, il jetait la lance à une distance considérable et, à pied, il pouvait fatiguer le meilleur marcheur de son armée.

L'expression de ses yeux noirs à demi fermés était étrange.
S'il était de bonne humeur, son regard avait quelque chose de
tendre, de la douce timidité de la gazelle, qui entraînait le
cœur vers lui; mais, lorsqu'il était en colère, ce regard devenait farouche, et ses yeux injectés de feu lançaient des éclairs.
Dans ces moments de violente passion, son aspect tout entier
était effrayant : son visage noir prenait une teinte cendrée,
ses lèvres minces et comprimées traçaient une ligne blan-
châtre autour de sa bouche, ses cheveux noirs se hérissaient,
et son ensemble était un exemple terrible de la fureur la plus
sauvage et la plus cruelle.

Je ne vais pas narrer ici nos étranges aventures; mais avant
de continuer l'étude médicale de mon voyage, je dirai encore
quelques mots de notre position afin qu'elle soit plus facilement comprise.

Nous eûmes plusieurs entrevues avec Théodoros; enfin, le
6 février, nous reçûmes l'ordre de partir pour Kourata, où les
prisonniers que nous venions réclamer devaient nous être
remis. Le 12 mars, nos pauvres compatriotes arrivèrent enfin ;
tout semblait marcher à souhait et, au commencement d'avril,
il fut décidé que nous accompagnerions en Europe les prisonniers délivrés. Nous trois, nous devions aller prendre congé de
l'empereur et rejoindre ensuite les anciens captifs en un lieu
donné. Le 13 avril, nous arrivâmes à Jagé où nous fûmes reçus
avec tout le luxe habituel.

Le premier ministre, Ras-Engeddah et plusieurs officiers
supérieurs vinrent à notre rencontre, et des mules richement
harnachées nous furent présentées. Nous mîmes pied à terre
à l'entrée de la demeure impériale et nous fûmes tout de suite
conduits à la salle d'audience. En entrant, nous fûmes surpris
de voir la grande salle remplie d'officiers abyssins en habits
de fête. Le trône, situé à l'extrémité de la salle, était vide, et
à l'entour se tenaient debout les principaux officiers du
royaume.

Nous avions à peine fait quelques pas, précédés du premier
ministre, quand celui-ci s'inclina et baisa la terre ; nous
crûmes que c'était une marque de respect qu'il payait au
trône ; mais, hélas! c'était le signal d'une infâme trahison.
Aussitôt que le premier ministre se fût prosterné, des hommes
placés là à cet effet se ruèrent sur nous et, en moins de temps
que je ne mets à l'écrire, nos épées, nos ceinturons, nos
képis furent jetés à terre, nos uniformes arrachés; et les officiers de l'ambassade anglaise, saisis par les bras et par le cou,

furent traînés jusqu'aux pieds du trône, dégradés et insultés devant toute la cour et les grands officiers de l'empire.

Quelques journées de prison, puis une demi-liberté, puis une incarcération nouvelle, et ainsi de suite; c'est de cette manière que nous passâmes les mois d'avril et de mai. Enfin Théodoros nous envoya sous bonne escorte à Magdala, où nous arrivâmes le 13 juin (évidemment le 13 ne nous était pas favorable); le 16, nous fûmes mis aux fers. Voici comment l'opération se pratique :

On me fit asseoir par terre, je relevai mon pantalon, et l'on me fit mettre la jambe droite sur une pierre apportée par des soldats. L'un des anneaux fut placé autour de ma jambe, à deux pouces au-dessus de la cheville, et alors un fort gaillard frappa dessus à grands coups de marteau ; chaque coup vibrait dans le membre tout entier, et lorsque le marteau ne tombait pas bien d'aplomb, l'anneau de fer frappait contre l'os et me causait une douleur des plus aiguës. Il fallut environ dix minutes pour fixer le premier anneau, qui fut battu jusqu'à ce qu'il n'y eut que l'épaisseur d'un doigt entre l'anneau et la jambe. Alors les deux bouts se croisant l'un sur l'autre furent martelés jusqu'à ce qu'ils se joignissent parfaitement. L'opération fut ensuite pratiquée à la jambe gauche. Je craignais toujours que le noir forgeron, venant à manquer le fer, ne me broyât la jambe. Tout à coup, je ressentis une douleur comme si le membre était écrasé : c'était seulement l'anneau qui venait de se briser sous les coups redoublés du forgeron ; il fallut en remettre un autre, qui cette fois réussit à l'entière satisfaction de tout le monde, excepté de moi-même.

Du 16 juin 1866 au 29 mars 1868, ces fers ne furent jamais enlevés, ni nuit ni jour.

Après ces quelques explications, il ne me reste plus qu'à terminer la partie médicale de mon sujet :

Disons d'abord quelques mots des Abyssins. Comme leur maître, ils sont cruels; ils semblent être au comble de la joie quand ils peuvent être témoins de quelque douleur, et rien ne peut égaler leur orgueil s'ils l'infligent eux-mêmes. Sans toutefois manquer de courage, ils sont très-fanfarons et vantards. Un banquet dans ce pays équivaut à une basse orgie, mélange d'intoxications et de forfanteries.

Supposez qu'un chef ou un guerrier ait été invité à une fête; après de longues et nombreuses libations d'hydromel et d'araki (espèce d'eau-de-vie), le vaillant soldat s'équilibre tant bien que mal sur ses jambes chancelantes, tire quelques coups de fusil ou de pistolet, monte à cheval, brandit son épée ou sa

lance, et de toute la force de ses poumons déclame à tue-tête
le récit des combats glorieux auxquels il a pris part et les
prouesses dont il s'honore :

« Je suis un tel, celui qui a été le premier dans de nom-
» breux combats ; je suis le maître du cheval alezan ; dans les
» batailles de..... j'ai tué tant d'hommes. Je suis un bon pil-
» lard ; nul mieux que moi ne sait trouver la cachette où le
» paysan enfouit son argent. J'ai enlevé les parties génitales à
» un grand nombre d'ennemis, et ces trophées décorent ma
» hutte. J'ai violé un grand nombre de jeunes filles..., etc. »

Oui, cela peut nous paraître étrange ; mais, en Abyssinie,
le viol est une action méritoire dont tout guerrier se glorifie.

Nos ablutions journalières étaient beaucoup critiquées, et il
fallut un certain temps pour que les Abyssiniens admissent
que nous étions une espèce de chrétiens. Les chrétiens abyssins ne se lavent jamais. Ils peuvent, s'ils le désirent, se laver
une fois dans l'année, même se baigner ce jour-là ; c'est le
jour de la Saint-Jean ; mais, il faut le dire, bien peu profitent
de ce privilége. Le plus qu'un Abyssin puisse faire, au point de -
vue de sa propreté personnelle, sans courir le risque d'être
accusé de tendances musulmanes, c'est de s'essuyer les yeux,
quand il se réveille le matin, avec le coin de son drap sale, et de se
rincer les mains avant de prendre ses repas Le savon est inconnu ;
on emploie une semence appelée *endood* pour laver le linge.

Au début de notre captivité à Magdala, j'avais pris à mon
service une couple de gamins pour m'aider à passer, entre mes
chaînes et la jambe, un pantalon de calicot, opération très-
difficile quand on n'en a pas l'habitude. Comme ces garçons
étaient d'une saleté inouïe, je leur donnai l'ordre de se laver
avant de venir. Quelques instants après, ils revinrent près de
moi, et, en pleurnichant, me prièrent de les renvoyer de mon
service. Ils me dirent que, pour me faire plaisir, ils voulaient
bien se laver ; mais que dans ce cas tout le monde dans
la forteresse se moquerait d'eux et que, tout bien considéré,
ils préféraient la pauvreté à être des objets de risée et de
mépris. Comme je ne pouvais me passer d'eux, je dus retirer
mon ordre et les accepter tels quels, et les jeunes vauriens
profitèrent de la permission pour adhérer plus fermement que
jamais aux préceptes *les plus purs* de l'Église abyssinienne.

J'ai fait mention plusieurs fois du culte des Abyssins, et
cela pourra peut-être intéresser le lecteur de visiter avec moi
un de leurs sanctuaires.

Durant notre voyage à travers l'Abyssinie pour nous rendre
au camp de l'empereur, nous avions passé devant beaucoup

d'églises ; car on les distingue, dans le paysage, à la grande
croix coptique, que l'on peut apercevoir à une certaine distance
au sommet de quelque colline et s'élevant au-dessus des cèdres
au noir feuillage, du guicho vert clair et des arbres à café si
élégants ; petit bois qui entoure sans exception toutes les églises
abyssiniennes. Nous désirions beaucoup en visiter une, mais
nous étions retenus par la crainte que Théodoros n'y trouvât
un grief contre nous ; enfin, un jour, nous nous décidâmes
à demander l'avis du chef de l'escorte, et, sur l'assurance
que son maître n'y verrait aucun mal, nous allâmes tous
ensemble en examiner une de près.

Excepté dans la province de Tigré, où elles ont la forme
carrée, toutes les églises sont circulaires ; les murs sont bâtis
de pierre et de boue, et elles sont recouvertes d'un toit de
chaume surmonté de la grande croix de fer ou de cuivre dont
j'ai parlé.

L'intérieur de l'église est divisé en trois cercles concen-
triques : le premier forme une vérandah où s'assemble la
congrégation ; le second cercle est l'église proprement
dite, où les prêtres disent leur office ; le troisième cercle,
le plus intérieur, est le « saint des saints » et renferme les
vases sacrés et le « tabot », morceau de bois carré sur un côté
duquel il y a une croix gravée en relief, et de l'autre trois
étoiles, symbole de la Trinité. On trouve aussi sur le « tabot »,
taillé dans le bois, le nom de l'église et celui de l'évêque par
lequel elle a été consacrée.

Mais, pour le voyageur, la *verandah* est la partie la plus cu-
rieuse. Dans quelques églises, telles que celle de « Medaïni
Alum » (sauveur du monde), que nous visitâmes ce jour-là, les
peintures qui recouvrent les murs ne sont pas trop mal faites.
Ici saint Georges et le Dragon occupent une place de premier
rang ; puis viennent les douze Apôtres et la Trinité, Dieu étant
représenté sous les traits d'un vieillard bon enfant. Plusieurs
scènes des souffrances du Christ étaient peintes sur le mur.
Certes, Pilate assis sur son siége avait l'air d'un grand coquin,
et devant lui on avait placé un énorme bassin plein d'eau dans
lequel ce personnage historique était sur le point de tremper
des doigts d'une longueur démesurée. Dans la scène de la
flagellation, les Juifs sont peints d'un noir foncé, avec des
yeux rouges, tous en proie à des contorsions violentes (probablement des souffrances morales) et évidemment souffrant
beaucoup plus que leur souriante victime au visage blanc et
rosé. Plus loin, on voyait des martyrs de toutes formes et de
toutes couleurs ; les uns rôtis à grand feu, d'autres grillés ;

quelques-uns torturés avec des cordes, d'autres exécutés ou crucifiés. Mais ici encore tous sans exception souriaient et avaient l'air parfaitement heureux et contents, tandis que ceux qui les tourmentaient, si nous tenons compte de leurs grimaces, étaient en proie aux douleurs les plus agonisantes.

Le diable est un laideron noir, quelque chose entre l'homme et le singe. Dans ses domaines, nous aperçûmes de longues rangées de visages noirs, nageant tranquillement dans une substance rouge (sans doute une représentation de la fournaise ardente) ; quelle que fût leur attitude, toutes ces faces faisaient des efforts inouïs pour regarder une autre rangée de figures, celles-ci blanches, aux yeux grands et bêtes et aux longs cheveux bouclés, et qui de loin avaient l'air de s'amuser à regarder l'enfer et ses habitants. Leur séjour devait être le Paradis, car ils étaient entourés de nuages blancs flottant sur un bleu des plus purs.

Une des plus grandes curiosités de cette église est le juge-ment d'un homme qui vient de mourir ; lequel, si nous en croyons le tableau, doit avoir été un Théodoros en petit. Le diable défend sa cause, montrant un tas de cadavres ; ce sont les victimes de l'homme que l'on juge ; mais la Vierge le montre donnant un verre d'eau à un mendiant. Le verre d'eau l'emporte sur les assassinats ; car, un peu plus loin, on voit le diable, faisant une piteuse grimace, plonger tout désolé dans la peinture rouge, tandis que la Vierge, souriante, monte vers les nuages avec son protégé, qu'elle présente à la Déité.

Les prêtres, en Abyssinie, sont très-nombreux et, en règle générale, ils sont plus sales, plus bigots et plus ignorants que le peuple, qu'ils prétendent instruire et guider. Beaucoup de prêtres ne savent pas lire et très-peu peuvent écrire. Dans leur jeunesse, ils apprennent par cœur des portions de la Bible, quelques psaumes et la vie de quelques-uns des saints fabu-leux auxquels l'Abyssinie a donné le jour ; et comme tous ne savent pas lire, quelques vieux prêtres répètent les mêmes histoires jusqu'à ce que les néophytes les aient bien apprises.

La langue sacrée est le Géez, et la majorité des prêtres abyssins ne la comprend pas plus que le peuple qui les écoute. Les prières sont chantées et accompagnées d'une espèce de danse qui est censée représenter la tenue de David en présence de l'arche. En somme, le service religieux de l'église abyssi-nienne est un curieux mélange de maximes juives et chré-tiennes, unies ensemble par une superstition grossière et des absurdités enfantines.

La nourriture habituelle des Abyssins est une espèce de
pain-galette faite avec la farine du teff. Ceux qui peuvent se
permettre un extra rendent ce pain aigre plus mangeable en le
trempant dans une sauce excessivement épicée ; et les richards
ajoutent des légumes à la sauce, quelquefois même des vo-
lailles ou du mouton, et font un ragoût qu'on appelle *watt*.
Mais à toutes choses les Abyssins préfèrent la viande crue, et
je crois qu'ils en mangeraient du matin au soir, si leurs
moyens le leur permettaient.

Le *brindo* (expression abyssinienne qui signifie de la viande
crue) est considéré par eux comme le plus grand des luxes
et le met le plus délicat du monde. Comme j'en ai souvent
mangé moi-même, je suis à même de donner une opinion
à ce sujet. Je me souviens que la première fois que je goûtai
du *brindo*, ce fut à Magdala ; depuis quelque temps nos rations
avaient été bien mauvaises, et Samuel, notre geôlier en chef,
nous ayant invité, M. Prideaux et moi, à un dîner abyssin,
nous acceptâmes avec grand plaisir.

Un grand panier renfermant des pains plats de teff fut placé
devant nous ; près du panier, prête à nous servir, se tenait
une servante très-peu vêtue, et les quelques vêtements que
la décence lui commandait de porter étaient sales et déchirés.
D'une main, elle cassait le pain et, de l'autre, elle tenait un
plat de bois contenant la sauce, mélange de poivre rouge, de
beurre frais, de sel pilé et de bile. Quelques instants après, un
domestique, aussi à moitié nu, arriva en courant, portant sur
ses épaules graisseuses un grand quartier de bœuf fraîchement
tué, encore chaud et saignant. Il est d'usage que le maître de
la maison découpe lui-même les meilleurs morceaux, et, si vous
êtes son invité favori, il trempe le morceau de viande crue dans
la sauce, l'enroule dans un morceau de pain, et saluant poli-
ment, il vous informe que ce morceau délicat est pour vous.
Comme un refus serait considéré comme une grave insulte,
cachant votre dégoût vous tachez de sourire (surtout si vous
êtes un prisonnier et l'invité de votre geôlier) et, la bouche
grande ouverte, vous recevez avec remercîment la faveur que
l'on vous fait.

Malheureusement, la mastication et la déglutition « du fin
morceau » ne sont pas choses aisées, et bien avant que vous
ayez surmonté cette difficulté, votre hôte vous a déjà préparé
une seconde bouchée. Samuel, notre geôlier, avait, dans sa
jeunesse, fait quelques voyages aux Indes et en Égypte, et
dans ses pérégrinations il avait amassé quelques vagues notions
sur les habitudes européennes ; par conséquent, à son dîner,

il ne nous accorda pas « le plus grand honneur », qui aurait consisté à mâcher lui-même une bouchée à moitié, et ensuite à la faire passer adroitement de sa bouche dans la nôtre. Nous parvînmes même à lui faire comprendre, sans l'offenser, que nous préférions nous servir nous-mêmes. Sur ce, le filet fut placé devant nous, et nous fîmes de notre mieux pour imiter notre hôte.

Pour se conduire convenablement à table, il faut détacher une large tranche de bœuf, puis la saisir avec les dents, et, avec un long couteau bien tranchant, couper le morceau de bas en haut, en frisant les lèvres et en ayant soin de ne pas se couper le bout du nez. Comme nous étions assez gauches, on nous permit de manger en barbares, et nous pûmes couper notre viande en petits morceaux, que nous trempâmes dans la sauce, et après roulâmes entre des morceaux de pain ; en somme, nous fîmes des *sandwichs* à la viande crue.

Après les trois ou quatre premières bouchées (j'ai presque honte de l'avouer) tous deux nous prîmes goût au *brindo*. Le goût de la viande crue et chaude est agréable, approchant de celui de bonnes huîtres, et il ne peut y avoir de doute sur les propriétés nutritives et digestives de ce plat national. On peut en manger facilement un kilo et se lever de table avec un bon appétit. D'après mon expérience personnelle, je puis aussi déclarer que la saveur est d'autant plus délicate que la viande est plus fraîchement tuée et les contractions musculaires encore perceptibles ; et Samuel, à qui je suggérai ma comparaison entre du *brindo* et des huîtres (il en avait goûté en Égypte), fut de mon avis, mais remarqua « que le *brindo* froid est tout aussi désagréable que des huîtres qui ne sont pas fraîches ».

Le *tej*, espèce d'hydromel fait avec du miel, de l'eau et les feuilles amères du guicho, est le breuvage favori des Abyssins ; mais comme le prix en est assez élevé, il n'y a que les gens à leur aise qui en fassent un usage habituel. La force du *tej* dépend de la proportion d'eau qu'on y met ; il y en a qui renferme tant d'alcool qu'un verre est tout ce qu'un homme peut en boire sans en souffrir. Avec le *tej* on fait une eau-de-vie assez bonne ; on en fait aussi, mais de qualité inférieure, avec du grain. Le *boussa* est une espèce de bière aigre, faite avec de l'orge et du blé ; c'est le breuvage habituel des paysans.

Certaines denrées sont considérées sous un point de vue tou différent du nôtre. C'est une grande honte que de manger des œufs à la coque, et ils ne sont reçus sur la table qu'après qu'on les a fait bouillir pendant quelques heures. La volaille n'est pas très-estimée et on ne la mange que cuite en bouillie. Le mouton n'est jamais mangé cru comme la viande de bœuf, mais il est servi avec de la sauce épicée et réduit en pulpe à force d'être cuit. Le beurre est donné aux jeunes enfants jusqu'à l'âge de deux ans, et c'est très-inconvenant pour un adulte d'en manger ; toutefois on s'en sert pour la cuisine. Durant les jeûnes prolongés commandés par l'Église copte, on ne permet même pas le beurre pour les besoins culinaires ; on se sert pendant ce temps d'huiles végétales ; mais toutes les huiles sont très-impures et d'une saveur désagréable.

Le vêtement abyssin consiste en une grande toile de coton que l'on nomme le *shama* et qui sert d'habit pendant le jour et de couverture la nuit. C'est le même pour tous, pour le riche comme pour le pauvre ; seulement les gens aisés en portent dont le tissu est plus fin et orné d'une bordure rouge large de 20 à 50 centimètres. Les hommes portent des caleçons ; mais, à moins d'être nobles, ils ne peuvent pas porter de chemise. Une longue tunique de coton tombant jusque sur les chevilles forme tout l'habillement de la femme ; toutefois, celles des classes supérieures se drapent dans le *shama* quand elles sortent. Personne ne porte de chaussures. Excepté les soldats qui nattent leurs cheveux, tous les hommes se rasent la tête une fois par mois ; les prêtres se coiffent d'un turban de coton blanc, et tous, hommes et femmes, s'enduisent le cuir chevelu d'une couche épaisse de beurre frais aussi souvent que possible ; le beurre fond et ruisselle constamment sur leur figure et sur leurs épaules ; plus l'individu peut se coller de beurre sur la tête, plus il a d'importance aux yeux de ses concitoyens et plus il est considéré.

Les Abyssins ne sont certainement pas honnêtes, mais ce ne sont pas de hardis voleurs, et ils préfèrent se livrer à de petits larcins plutôt qu'à des vols à main armée. Quant à dire la vérité, ils n'en ont pas le premier instinct.

Un de leurs défauts est très-curieux ; c'est le suivant : ils sont incapables d'apprécier la bonté et les soins qu'on peut avoir pour eux ; s'ils sont bien nourris, bien soignés, et qu'on ne les fasse pas assez travailler, ils tombent dans un état mental, pour lequel ils ont un nom, *tagave*, qui veut dire *plein*. Du reste, ils reconnaissent eux-mêmes ce défaut moral ; une fois qu'ils sont arrivés à l'état de tagave, ils sont paresseux et ne sont bons à rien. Souvent j'ai vu des domestiques qui avaient été bien bâtonnés par leur maître, et qui après quelques cris et quelques pleurs, se mettaient à rire et déclaraient qu'ils avaient de nouveau retrouvé leur état normal ; et, s'approchant

de leur maître, ils lui baisaient les mains pour le remercier
de leur avoir administré le seul remède qui pût les guérir de
leur *tagave*.

. Une qualité chez eux, c'est qu'ils sont des marcheurs infa-
tigables et supportent très-bien la fatigue et les privations.

Comme race, ils sont beaux et bien faits, et ceux qui sont
dans une position aisée et qui mangent fréquemment du *brindo*
sont forts et d'une santé magnifique. Jusqu'à une vieillesse
avancée, ils conservent leur puissance virile. Des vieillards
épousent de très-jeunes femmes, et souvent nous fûmes in-
formés, à notre grand étonnement, que certains de ces octo-
génaires avaient eu des enfants avec leurs épouses.

Si les hommes se vantent d'être des pillards, des paillards
et des meurtriers, les femmes sont fières d'être des prostituées. On ne peut insulter une femme plus grossièrement
qu'en déclarant qu'elle est vertueuse. La dame ou la servante
qui peut se vanter d'avoir un grand nombre d'amants est très-
estimée et devient un objet d'envie pour les autres femmes
moins favorisées à cet égard.

Les prostituées de profession sont très-nombreuses dans les
grandes villes et dans les camps, et elles y sont très-considé-
rées ; rarement elles condescendent à épouser même quelque
grand chef ou un homme riche, et quand par amour ou intérêt
elles ont échangé la vie voluptueuse de la fille de joie pour la
réclusion du harem, elles décrépissent rapidement et perdent
leur beauté, leur grâce et ce charme qui amenait tant d'amou-
reux à leurs pieds.

La circoncision est pratiquée sur les deux sexes huit jours
après leur naissance. Chez l'enfant du sexe féminin, tout le
clitoris est compris dans la section, et rarement il en reste des
traces. Maintenant, si nous comparons cette pratique avec
celle suivie par les Bédouins, nous arrivons à un fait physiolo-
gique aussi étrange qu'intéressant.

Sept ou huit jeunes gens de Massaouah qui nous avaient accompagnés en Abyssinie troquèrent le Koran pour la chré-
tienté copte, afin de pouvoir se marier avec des jeunes filles
abyssiniennes, car en qualité de musulmans, ils avaient
éprouvé certaines difficultés. Une fois mariés, ils nous dirent
qu'autant leurs compatriotes étaient peu portées au plaisir de
l'amour, autant leurs nouvelles femmes étaient ardentes. Nous
savons que les femmes bédouines sont dépourvues de la membrane muqueuse, de la vulve et des petites lèvres ; les Abyssiniennes n'ont plus de clitoris ; les premières sont froides et in-
différentes, les secondes sont les plus sensuelles des femmes,

une race de Messalines, toujours *lasciatæ sed non satiatæ*.

La boîte de médicaments que j'avais apportée avec moi avait beaucoup attiré l'attention ; car notre escorte, après un ou deux jours de marche, avait pénétré le mystère de nos colis. On savait ce que nous avions avec nous et qu'une certaine boîte verte soigneusement cadenassée, et qui était à chaque halte portée dans ma tente, renfermait des bouteilles et des pots, sans doute des remèdes employés par les hommes blancs et dont ils avaient ouï dire des choses étranges. Dans notre marche de Balwaha au sommet du plateau abyssin, nous voyageâmes rapidement, les chemins étaient mauvais, et nos colis toujours en arrière, de sorte que ce ne fut qu'à la halte de quelques jours que nous fîmes à notre arrivée sur le plateau abyssin, que l'on vint me réclamer des médicaments. Je me souviens très-bien de mon premier malade ; c'était le frère de l'officier commandant notre escorte, un jeune homme tranquille et évidemment d'un esprit assez faible pour se sacrifier aux importunités de ses camarades et satisfaire leur curiosité.

Une après-midi, après un débat assez animé sous un arbre situé non loin du lieu où ma tente était plantée, ce jeune homme vint me trouver, accompagné de son frère et suivi d'une cinquantaine de ses hommes. Il semblait considérer la démarche qu'il faisait comme aventureuse, et il se présente à moi de la manière dont on approcherait un chien de garde hargneux ; mais il s'était trop avancé pour reculer, et d'une voix que la peur rendait tant soit peu tremblante, il me demanda si j'avais de la médecine pour son mal. Sur ce, il me montra sa jambe, et au-dessus du cou-de-pied j'aperçus un petit ulcère simple. Ma réputation était en question ; je lavai soigneusement l'ulcère et je le pansai ; évidemment, je produisis une bonne impression, à en juger par les gestes expressifs des amis du malade.

Mais si j'avais pu conserver quelques doutes sur ce point, je fus bientôt convaincu que les Abyssins m'acceptaient pour leur médecin. Ce même jour, un nombre considérable de soldats et de paysans vinrent me consulter ou plutôt demander des médicaments, car je ne fus pas long à m'apercevoir que des conseils sans médicaments n'étaient pas bien reçus et dès le lendemain, le chef de notre escorte me demanda de l'accompagner à un village dans les environs, où un de ses parents était malade au lit.

La hutte dans laquelle nous entrâmes était peut-être la meilleure du lieu, mais n'en était pas plus belle pour cela. Notre chef me précéda et me présenta à son parent ; je fus quelque temps avant de pouvoir distinguer mon malade, tant était dense la fumée qui remplissait la pièce.

Les maisons en Abyssinie sont circulaires, sans autre ouverture que la porte, ouverte pendant la journée, fermée la nuit par une espèce de cadre fait avec des branches d'arbre. Un feu brûle généralement au milieu de la hutte, car c'est là que se fait la cuisine, et la fumée s'échappe comme elle peut, en partie par la porte et en partie à travers le chaume du toit.

Ayant examiné le malade autant que les larmes me le permettaient et ayant donné des instructions au sujet des médicaments que je promis de lui envoyer, je me hâtai de sortir pour respirer un peu d'air frais, mais on ne me laissa pas partir ainsi. Tous les habitants de la chaumière m'entourèrent, jeunes et vieux, hommes et femmes; tous étaient atteints de quelque mal et tous voulaient que je leur donnasse de la médecine. Plusieurs vieilles femmes presque aveugles par suite de kératites chroniques insistèrent avec l'énergie du désespoir; je leur expliquai que la fumée dans laquelle elles vivaient continuellement était cause de la maladie dont elles souffraient, sur ce point, ces vieilles femmes furent d'accord avec moi, car elles s'étaient aperçues qu'elles souffraient davantage après la pluie, quand la fumée ne pouvait s'échapper par le chaume trempé d'eau. Je leur expliquai qu'une ouverture couverte (un ventilateur) sur le toit, ou une fenêtre placée à une certaine hauteur améliorerait l'état sanitaire de leurs demeures; j'ajoutai que si quelque chose de semblable n'était pas pratiqué, tous mes médicaments seraient inutiles. Elles me répondirent: « Ce que vous dites là est probablement très-bon, mais nous ne comprenons pas ces choses; pourquoi ne pas nous donner quelque médecine qui empêcherait le feu de fumer? » N'ayant pas apporté avec moi de machines à consommer la fumée, je ne pus que déplorer mon impuissance, et je partis, les laissant très-mécontentes de moi, attendu qu'elles conclurent que mon refus n'était pas dû à un manque d'habileté de ma part, et que j'aurais dû satisfaire leur modeste requête.

De ce jour commencèrent mes tourments. Du matin au soir, ma tente était entourée d'une foule importune, où les âges, les sexes et les conditions sociales se confondaient, et qui représentait à peu près tous les maux dont l'humanité peut être affligée. Je n'eus plus de repos, plus de tranquillité; depuis ce village jusqu'au camp de l'empereur, à Damot, nous fûmes suivis par une foule de personnes malades, et dès que je me montrais j'étais salué par des clameurs étourdissantes et des cris de *médanite*, *médanite* (médecine) ; je fis presque l'impossible ; malgré cela je dus désappointer beaucoup de monde.

Les individus atteints de syphilis chronique ou de caries osseuses, ceux dont le corps était couvert d'ulcères, les lépreux, les épileptiques, les |scrofuleux, etc., même ceux qui avaient été dépourvus de leurs organes génitaux par les cruels Gallas, tous demandaient à être immédiatement guéris.

Tout argument, tout raisonnement était perdu'; ils avaient la foi, et de plus les cures qui n'avaient exigé qu'une petite opération ou un traitement simple me faisaient du tort en augmentant ma réputation déjà si périlleuse et si ennuyeuse. Chaque jour la foule de malades augmenta ; de nouveaux cas arrivèrent, et les cas désespérés ou chroniques continuèrent à nous suivre, soutenus par l'espérance qu'un jour j'aurais pitié d'eux et qu'à leur tour ils auraient une part de cette boîte de médicaments étonnants et jusqu'alors inconnus pour eux.

Les captifs à Magdala apprirent notre arrivée en Abyssinie par ma renommée ; dans cette forteresse éloignée, ils entendirent raconter qu'un médecin anglais était arrivé avec M. Rassam, qu'il pouvait casser les os et les réunir de suite, et que l'individu ainsi opéré, semblable au paralytique de la Bible, s'en allait en portant son fardeau.

A la fin, je ne pus supporter ces ennuis, qui me privaient de toute liberté et de tout sommeil, et j'insistai pour que l'on plaçât des soldats à quelque distance de ma tente avec mission d'empêcher que l'on ne vienne me trouver sans l'autorisation d'un des officiers de l'escorte. Pendant quelques jours, ma position fut un peu améliorée, mais cela ne dura pas longtemps, et ce fut seulement quand nous approchâmes du camp de l'empereur que ma foule d'admirateurs et de malades diminua, et à la fin disparut. La crainte de déplaire à Théodoros l'emporta sur le désir de regagner la santé, et pour la première et seule fois j'eus lieu de n'être pas fâché que notre hôte fût un tyran cruel et craint de son peuple.

Les maladies de l'Abyssinie sont considérablement influencées par la géographie physique du pays. Dans les vallées étroites et chaudes, les maladies endémiques diffèrent peu de celles des tropiques, tandis que sur les hauts plateaux elles ressemblent beaucoup à celles des pays tempérés. La conformation du sol donne un caractère particulier au climat de l'Abyssinie ; on y trouve des localités élevées où le froid est si intense qu'elles sont inhabitables, d'autres où la chaleur est encore plus insupportable que dans les plaines des Indes. Si toutefois

nous négligeons ces extrêmes exceptionnels nous pouvons
estimer l'altitude moyenne du pays habité à 8000 pieds au-
dessus du niveau de la mer et comme ce plateau est situé sous
les tropiques, nous pouvons considérer le climat de l'Abyssinie comme tempéré et agréable, et les maladies qu'on y rencontre comme n'offrant dans leur marche, etc., que peu de
différences relativement à celles que nous rencontrons dans
l'Europe méridionale.

Les maladies de la peau sont très-communes et dues sans
nul doute au manque général de propreté personnelle. La gale
est très-répandue, et on la rencontre dans toutes les classes
de la société, cette maladie n'étant pas, comme les ablutions, un motif de déconsidération, un grand seigneur n'en
est pas moins fier, parce qu'il est couvert de gale et de ver-
mine. Les mendiants et les pauvres sont tous galeux; la raison en est, je crois, la suivante : ils ne peuvent se payer du
beurre pour couvrir leur tête; le beurre, chez ceux qui
s'en servent fréquemment, en fondant, graisse la peau et
empêche la contagion jusqu'à un certain point. Les médicaments que j'avais apportés avec moi étaient en petite quantité; je n'avais rien de spécial pour la gale, et tout le savon
que j'avais avec moi n'aurait pas duré vingt-quatre heures
si je l'avais distribué ; aussi, dans cette maladie, comme dans
tous les cas où cela était praticable, je me suis servi de substances que l'on pouvait se procurer dans le pays. Pour la
gale, je me servais d'une décoction de tabac natif, et je trouvais qu'il remplissait l'indication excessivement bien, mais si je
n'avais donné en même temps quelque médicament à prendre
à l'intérieur, je savais, d'après ce que j'avais appris du caractère des indigènes, que l'application externe ne serait pas
faite. Mon traitement de la gale était le suivant :

Je remplis une grande boîte de fer-blanc avec un mélange
de farine, de poivre et de sel; j'en donnai à chaque malade
six paquets contenant environ 30 à 40 centigrammes chacun.
Il était enjoint au malade de s'enduire le soir le corps entier
avec du beurre; le matin il devait prendre à jeun la poudre
d'un des paquets dans de l'eau, et immédiatement après se laver tout le corps dans de l'eau dans laquelle il avait fait bouillir un peu de cendre de bois. Quelqu'un devait l'aider à se
frotter, puis le frictionner avec une faible décoction de tabac ;
son *shama* devait être trempé pendant quelque temps dans
cette même décoction, puis soigneusement lavé avec de l'*endood*. Ce traitement devait être répété tous les deux jours jusqu'à ce que tous les paquets fussent épuisés. Ces six frictions,

bains et applications de tabac, étaient généralement suivies de guérison, mais nul ne songea à attribuer la moindre valeur au traitement externe, et les poudres en recueillirent toute la gloire.

Je n'ai pas de doute que les poudres seules auraient été avalées, et ni bains ni frictions employés, si je n'eusse pris soin de mentionner que si tout le traitement n'était scrupuleusement suivi, les poudres auraient un effet des plus désastreux sur la santé.

Ma poudre contre la gale devint un spécifique égal au plus fameux remède secret, et à Magdala les demandes devinrent si fréquentes que je dus refuser d'en donner; car nous n'étions plus dans une position à pouvoir transformer en médicaments des substances nutritives aussi importantes pour nous que la farine, le poivre et le sel.

Le prurigo, comme complication de gale, est fréquemment rencontré chez les vieillards; ici encore *les poudres* firent merveille; aux frictions avec l'eau de tabac, je joignis de grands bains chauds tous les soirs, contenant une forte infusion de cendres de bois.

Le *Tinea circinatus* était très-commun parmi les soldats de l'armée de Théodoros, et quand la maladie s'était généralisée elle n'était pas facile à traiter. J'employai avec les bains et *les poudres* une solution concentrée de perchlorure de mercure appliquée matin et soir, et dans un grand nombre de cas j'obtins de bons résultats.

Les lépreux sont nombreux dans le voisinage du lac Tana, et l'on peut se demander, comme dans certaines régions de l'Inde, si c'est à l'usage habituel du poisson qu'il faut attribuer la fréquence de cette maladie parmi les populations riveraines du lac. Des mendiants lépreux sont souvent rencontrés voyageant en compagnie, s'associant et menant joyeuse vie. Ils sont partout bien traités par les paysans. Je dois dire que le paysan abyssin est hospitalier et charitable; mais je crois que sa générosité envers les lépreux provient de sa crainte de la contagion, crainte du reste universellement répandue, que je crois très-fondée, les mendiants ont bien soin de proclamer hautement qu'ils sont impurs, et ils profitent de leur disgrâce pour satisfaire à tous leurs besoins.

J'ai vu durant mon séjour en Abyssinie plusieurs cas d'éléphantiasis; un des domestiques de M. Rassam était atteint d'un éléphantiasis énorme du scrotum; il désirait beaucoup être opéré; mais chargé de lourdes chaînes et sans aides, je ne crus pas prudent d'entreprendre une opération aussi délicate,

quoique durant mon service en Chine j'eusse déjà opéré deux
fois et avec succès dans des cas semblables.

Les ulcères simples sont très-répandus parmi les pauvres, et
dus surtout à une alimentation imparfaite; une bonne diète,
quand mes moyens le permettaient, était toujours le traitement que je préférais et qui me réussissait le mieux quand
j'avais affaire à ces grands ulcères atoniques si longs et si difficiles à guérir.

Je n'ai jamais rencontré en Abyssinie de tumeurs malignes,
pas même une seule dont le caractère fût douteux. Elles doivent être, si elles existent, excessivement rares; car pendant
mon séjour dans ce pays j'ai vu plusieurs milliers de malades.

Les kystes sont assez communs; j'en enlevai plusieurs, mais
j'opérais seulement quand j'étais à peu près certain que l'opération n'entraînerait pas de conséquence fâcheuse. Il faut se
souvenir que nous étions prisonniers et que ce n'était pas une
bagatelle pour nous que de mettre en péril la vie des sujets ou
des soldats de Théodoros. J'enlevai une fois à un soldat un gros
kyste situé au-dessous du genou, et, ce qui n'est pas rare en
ce pays, la plaie se réunit par première intention et fut guérie
au bout de quelques jours.

Les ophthalmies sont communes; les natifs emploient le
traitement que j'ai cité en parlant des Bédouins du Soudan,
c'est-à-dire une pincée de tabac en guise de collyre. Je me
servais habituellement et avec de très-bons résultats d'une solution concentrée de sulfate de zinc. Je vis plusieurs cas de
cataracte, et, ayant avec moi quelques instruments pour les
yeux, j'eusse volontiers opéré les cas les plus favorables, mais
des chefs abyssins qui nous portaient intérêt me conseillèrent
fortement de ne rien tenter de semblable. « Si vous réussissez,
dirent-ils, quelque saint homme auquel une récompense aura
été promise en cas de guérison s'en attribuera tout l'honneur et
le mérite, tandis que, si vous ne réussissez pas, les conséquences
pourront être fort désagréables pour vous tous. »

Les Abyssins ont des idées particulières au sujet de la
médecine, et ils ne songent même pas à récompenser leur médecin; les honoraires sont inconnus dans ce pays, et c'est certainement le dernier endroit du monde où un médecin pourrait
se faire une clientèle payante. Très-fréquemment, quand un
de mes malades était guéri, il me rendait visite, pas tant pour
me remercier, ce qu'il faisait quelquefois, que pour me demander un présent, et je crois que beaucoup d'entre eux pen-
saient me faire une faveur en guérissant par mes soins.

Un des chefs subalternes que j'avais soigné pendant plusieurs
mois pour des ulcérations syphilitiques de la gorge, une fois

guéri, vint me voir et me pria de lui donner un habit. Je ne
pus m'empêcher de rire en entendant son impudente demande, et je lui dis que dans mon pays ce serait à lui de me
donner un beau présent; il ne parut pas le moins du monde
déconcerté et me dit : « J'étais très-malade, et je serais mort
si vous ne m'aviez pas bien soigné ; mon père m'a donné le
jour, mais j'étais mort et vous m'avez rappelé à la vie ; vous
êtes maintenant mon père et pouvez-vous permettre que votre
fils aille si mal vêtu? » Je ne fus pas convaincu par son raisonnement, et je lui souhaitai le bonjour ; mais il ne perdit par
courage, et de temps en temps il me faisait une visite et tâ-
chait toujours d'intéresser son *nouveau pere* à son malheureux
sort.

Les Abyssins aiment beaucoup les drogues; pour leur faire
plaisir, j'étais toujours obligé de leur faire avaler quelque chose ;
jamais ils ne se plaignirent ni du goût ni de la saveur, mais
toujours ils présentaient l'objection suivante : « Si je bois
ceci est-ce que je pourrai cohabiter comme d'habitude? »
Quelquefois, pour jouir de l'effet de mes paroles, je leur
disais qu'ils devraient s'abstenir pendant quelque temps;
aussitôt ils éloignaient le verre que leurs lèvres touchaient
déjà, déclarant que leur maladie était moins dur à supporter
que la santé à un tel prix.

Pendant quelque temps, après mon arrivée en Abyssinie, je
pensais que j'avais rencontré une maladie spéciale au pays,
une affection ulcéreuse irrégulière des amygdales et du pharynx;
mais plus tard je découvris que ces ulcères étaient résultat
du traitement natif employé dans les angines.

Les angines catarrhales avec tuméfaction des amygdales sont
très-fréquentes parmi les enfants abyssins, et souvent des ab-
cès se forment; le traitement natif est le suivant : on ouvre la
bouche de l'enfant et l'on maintient les mâchoires aussi écartées
que possible; puis l'opérateur dont l'index est armé d'un ongle
long et sale déchire l'amygdale et les parties environnantes;
beaucoup d'enfants meurent des suites de l'inflammation qui
se déclare après cette manœuvre barbare, tandis que ceux qui
en échappent souffrent d'ulcérés à la gorge difficiles à guérir.

Si un jeune enfant tousse ou s'il ne prend pas le sein facilement, tout de suite on accuse la luette, et elle est amputée
immédiatement; cette petite opération est très-bien pratiquée au
moyen d'un fort crin de cheval passé entre deux petits morceaux de bambou, — un écraseur élémentaire.

Les affections de la poitrine sont rares, et je n'ai même pas
vu un cas de phthisie ; chez un jeune homme qui avait été fortement battu sur la poitrine, il se déclara une affection chro-

nique du poumon, une pneumonie caséeuse, mais c'est le seul cas dont j'ai jamais eu connaissance.

Cette immunité dont jouit l'Abyssinie, pays tempéré, semble confirmer l'opinion que les localités élevées ne sont pas favorables au développement de la tuberculose. Les bronchites, les catarrhes, sont fréquents pendant les pluies; mais la plupart des cas que j'observai étaient légers et ne réclamaient aucun traitement.

Je n'ai jamais rencontré de pneumonie, de pleurésie ni de maladie organique du cœur; je suis donc en droit de conclure que ces maladies doivent être très-rares en Abyssinie. Pendant la première saison des pluies que je passai à Magdala, je vis plusieurs enfants atteints de coqueluche; l'épidémie était peu intense, des expectorants et des sédatifs soulagèrent ceux auxquels je crus devoir donner des médicaments.

Les maladies du tube digestif ne sont pas fréquentes sur les plateaux; les diarrhées ou les dysentéries que je fus appelé à traiter n'offraient généralement pas de gravité et cédèrent facilement. Dans les vallées et sur les plateaux inférieurs, ces deux affections sont plus communes et plus graves.

Les affections du foie et de l'appareil biliaire se rencontrent assez fréquemment; pour les premières, la syphilis joue un rôle assez important.

Presque tout Abyssin est atteint du ténia. Des vieillards de quatre-vingts ans et des enfants de cinq à six ans souffrent également de ce parasite. Heureusement, on trouve dans le pays même le meilleur remède, l'arbre du kousso, plante magnifique de la famille des légumineuses et qui croît spontanément dans différentes parties de l'Abyssinie. On se sert des fleurs seulement; on les cueille quand elles sont en pleine floraison et on les fait sécher au soleil. La dose ordinaire est d'environ 30 grammes de fleurs sèches; ces fleurs sont pilées et mêlées à une quantité à peu près égale de farine de graine de lin; on les fait infuser pendant une nuit, dans un demi-litre d'eau; le tout est avalé le matin à jeun. Ce mélange épais est la plus nauséabonde des médecines que je connaisse, et tellement difficile à boire que beaucoup de natifs ne peuvent le supporter et ont recours à d'autres vermifuges.

Contrairement à ce qui est dit dans certains ouvrages de thérapeutique, le kousso (en Abyssinie du moins) purge violemment, et ce n'est qu'après de nombreuses selles aqueuses que le ver est rendu. Aussitôt que l'individu s'est débarrassé de ce parasite, il boit un grand verre de tej, — même les plus pauvres obtiennent ce jour-là un verre de cet hydromel de quelque riche patron ou de leur maître, — et le soir celui qui a bu le kousso mange un dîner aussi recherché et abondant que ses moyens le lui permettent.

Les autres vermifuges que l'on trouve dans le pays ne sont ni aussi communs ni aussi bon marché que le kousso, et l'on ne s'en sert que lorsque cette drogue ne peut être tolérée par l'estomac. Les principaux sont : le *nageris*, longue racine qui se vend desséchée et qu'on réduit en poudre, la dose est de 30 grammes environ ; l'*enkoko*, petite semence rouge qui se prend telle quelle, mêlée à de la nourriture, journellement et en petite quantité, jusqu'à ce que le ver soit rendu. Il y en a d'autres, mais je n'ai pu me les procurer ; ce sont : le *kasula*, petite semence noire ; *mecha mecho*, racine bulbeuse ; *maussuma*, écorce d'un arbre commun dans la province de Tigré, et préférée au *kousso* par les habitants de ce district.

Pendant environ six semaines à deux mois après avoir pris le *kousso*, les Abyssins ne ressentent aucun effet fâcheux du *ténia ;* mais après ce laps de temps ils commencent à perdre l'appétit, se plaignent de vertige, sont sans énergie et peu enclins au travail ; le *kousso* ou un de ses substituts enlève tout de suite tous ces symptômes défavorables ; et quoique, à cause de la purgation violente, le *kousso* provoque de la prostration et une débilité temporaire, cet état ne dure pas ; un peu de viande crue et du *tej* remettent bien vite l'individu sur pied.

Il ne peut y avoir de doute que la grande fréquence du *ténia* est due à la coutume nationale de manger de la viande crue ; seuls les enfants au sein, et les quelques individus qui ne mangent pas de *brindo*, ne sont pas atteints par le parasite. On dit que certaines personnes peuvent manger régulièrement du *brindo* et ne jamais avoir le *ténia ;* cela peut être ; parmi nous, tous ceux qui mangèrent de la viande crue, même occasionnellement, eurent le ver solitaire, et je suis, je crois, la seule exception ; même ce fait ne prouve rien, car j'avais toujours la précaution, chaque fois que je mangeais du *brindo*, de boire en même temps plusieurs petits verres de forte eau-de-vie native.

On rencontre d'autres vers intestinaux, surtout chez les enfants, et les demandes de médecine vermifuge de la part des parents étaient une affaire journalière. Beaucoup de malaises, même les maladies spéciales du jeune âge, étaient attribués à la présence de vers intestinaux ; erreur du reste qu'il n'est point besoin d'aller en Abyssinie pour la voir acceptée par les mères de famille.

Les fièvres paludéennes sévissent sur les plateaux inférieurs et dans les vallées ; leur intensité et leur degré de perniciosité varient avec le plus ou moins d'altitude de la localité. Dans les vallées basses et profondes, recouvertes d'arbres et d'arbrisseaux, pleines d'une surabondante végétation, riches en forêts presque impénétrables, la fièvre revêt ses caractères les plus délétères; passer une seule nuit dans de semblables localités est, dit-on, presque un arrêt de mort. Sur quelques-uns des plateaux inférieurs et dans les marais que l'on rencontre sur les rives du lac Tana, la fièvre est très-commune à certaines époques de l'année; quoique moins violente et plus susceptible de guérison que celle que je viens de mentionner, elle est toutefois très-intense et très-dangereuse. J'ai vu de nombreux cas de fièvres paludéennes à Zagé et à Kourata, villes situées sur les rives du lac Tana et entourées de marais. Dès le début, ces fièvres revêtent un type pernicieux et ressemblent tout à fait, moins les taches rosées et quelques autres symptômes, à des fièvres typhoïdes; mais on a bien affaire à des fièvres marécageuses, où l'élément adynamique prédomine. Ici encore, le traitement par la quinine, l'eau-de-vie et les ablutions avec l'eau froide. etc., donne de grands résultats, et j'eus le bonheur de ne pas perdre un seul cas parmi ceux que je fus appelé à traiter. Les symptômes qui se présentent généralement à l'observation sont les suivants : excitation générale, ou plus usuellement de la dépression, la langue est très-chargée, sèche, rouge à la pointe, l'haleine fétide, de l'anorexie et des nausées, la peau est chaude et sèche, la tête pesante, souvent une céphalalgie intense, le pouls rapide et petit, de la diarrhée ou plus rarement de la constipation, délire la nuit, somnolence et parole lente pendant la journée. Généralement, je débutais par un émétique, puis je prescrivais de l'alcool et de la quinine; des purgatifs doux étaient administrés journellement; de la limonade minérale était donnée *ad libitum;* l'action de la peau était excitée; la chaleur intense et sèche diminuée par des lavages de tout le corps avec de l'eau et du vinaigre; pour soutenir les forces, je faisais administrer une infusion de viande et des panades.

Mais ici, de même que dans le Soudan, je mettais mon espoir dans le sulfate de quinine, et je le faisais prendre au malade à la dose de 60 centigrammes à 1 gramme trois fois par jour, suivant l'intensité des symptômes. Je pris pour règle la maxime suivante : donner les doses de quinine d'autant plus fortes que la fièvre était plus intense. Qu'il y eût des rémissions ou non, j'administrais l'alcool et la quinine, et généralement dès le troisième jour j'obtenais une rémission bien marquée, même une intermission, et mon malade pouvait être considéré comme hors de danger.

Un grand nombre furent traités suivant ce système, et tous guérirent, tandis que d'autres qui se soumirent au traitement natif ou qui placèrent leur confiance dans des charmes, des prières, etc., succombèrent pour la plupart.

La petite vérole n'est presque jamais tout à fait absente ; pendant une année elle sévit dans une province, l'année suivante dans une autre, et les ravages que cette maladie fait dans un pays où les bienfaits de la vaccine restent inconnus sont terribles et effrayants.

Durant le printemps de 1867, je reçus du gouverneur d'Aden de la lymphe vaccinale. Avec les sept tubes qui me furent envoyés, je vaccinai six enfants ; mais une seule vésicule se développa ; avec cette lymphe, je vaccinai d'autres enfants, et, une fois que les vaccinations furent en train, je vaccinai régulièrement une fois par semaine.

La vaccine fut très-bien reçue et elle fit pendant quelque temps de très-grands progrès parmi les indigènes. Mais en Abyssinie, comme du reste dans tout pays où la vaccination est pratiquée, la principale difficulté est d'obtenir que les parents laissent prendre de la lymphe sur leurs enfants pour en vacciner d'autres. Chaque semaine le nombre des enfants que l'on m'amenait pour être vaccinés augmentait, et chaque fois j'avais de plus grandes difficultés pour me procurer de la lymphe. A la fin, un vieux coquin, un de nos geoliers dont j'avais vacciné l'enfant, donna le coup de grâce. Il ne voulait pas qu'on prît de la lymphe au bras de son enfant, et comme il craignait qu'en refusant ouvertement on ne l'accusât d'égoïsme, il répandit partout le bruit que les enfants dont on retirerait du vaccin mourraient pendant l'année. Après cela, j'eus, à mon grand regret, à discontinuer mes vaccinations qui avaient é'é si bien comprises et acceptées par les indigènes.

On pratique l'inoculation en Abyssinie exactement de la même manière que dans les plaines.

La rougeole et la scarlatine sévissent quelquefois parmi ces populations, mais pendant mon séjour en Abyssinie je n'en vis aucun cas.

Le choléra visita l'Abyssinie pour la première fois en 1856 et de nouveau dix ans après, en 1866, ayant du port de Massawah gagné l'intérieur ; il se déclara au mois de juin de cette année dans le camp impérial, à Zagé.

J'ai parlé déjà de cette épidémie et des moyens hygiéniques qui furent adoptés à ma recommandation, dans le mémoire que j'eus l'honneur de lire à la réunion de l'Association française pour l'avancement des sciences, tenue à Lyon au mois d'août dernier (*Des moyens de prévenir et de traiter le choléra.* Paris, 1874).

La scrofule fait des ravages considérables dans les plateaux inférieurs, surtout dans une province voisine de Massaouah, et dans laquelle on rencontre également de nombreux goîtreux. Dans ces districts, une variété de scrofule affectant le système ganglionnaire dans son ensemble est assez fréquente et souvent mortelle. Cette maladie se rencontre surtout chez les femmes ; de larges paquets ganglionnaires enflammés et hypertrophiés s'ulcèrent sur différents points du corps à la fois, et la suppuration abondante entraîne une anémie profonde qui finit très-souvent par faire succomber la malade.

L'iodure de potassium, les préparations ferrugineuses, les toniques amers, dans les quelques cas que j'eus à traiter, semblèrent donner de bons résultats; mais ces remèdes aidés d'un régime convenable devraient être continués pendant longtemps pour produire une amélioration réelle et durable.

Le rhumatisme est assez commun, mais presque toujours associé à la syphilis.

La syphilis fait des ravages considérables en Abyssinie, et l'on peut dire que tout habitant de ce pays, mâle ou femelle, a été, est ou sera atteint de cette maladie ; certainement, sur chaque 100 malades que j'ai traités, environ 90 étaient atteints de syphilis.

Un caractère particulier de la syphilis en Abyssinie c'est la grande rareté des manifestations de cette maladie du côté de la peau, tandis que les muqueuses sont presque toujours le siége de cette affection. Des ulcérations, des plaques muqueuses existent à l'anus, aux commissures des lèvres, aux ailes du nez; à la gorge, etc.; la chute des cils, des iritis, etc., se rencontrent sur le même individu, tandis que la peau est parfaitement nette et n'a jamais été atteinte. Des petites tumeurs gommeuses à la région fessière, suivies d'ulcères irréguliers et profonds, sont une manifestation commune de la forme chronique de la syphilis, et ce sont quelquefois les seuls symptômes présents et les seuls qui se soient jamais déclarés, quoique le chancre pût dater d'une dizaine d'années avant l'époque de leur apparition.

Les caries et les nécroses sont assez communes.

D'après les caractères de la manifestation syphilitique telle que nous la voyons en Abyssinie, nous pouvons conclure que les ulcérations et les autres affections des membranes muqueuses, celles des tissus osseux, fibreux, etc., ne sont pas, comme on l'a quelquefois dit, provoquées par le traitement mercuriel, car ce médicament est inconnu et inusité en Abyssinie, tandis que, d'autre part, l'absence de détermination de la maladie du côté de la peau peut dépendre jusqu'à un certain point de ce qu'un médicament qui a une action prononcée sur la peau n'est pas employé. Cette cause n'est pas, toutefois, suffisante pour expliquer cette immunité si constante de la peau dans la syphilis abyssinienne.

La guérison spontanée de la syphilis doit aussi être admise d'après ce qu'il nous est donné d'observer dans ce pays. Beaucoup de personnes, après une série d'accidents plus ou moins graves et sérieux, reviennent à la santé et se trouvent débarrassées enfin de tout symptôme syphilitique, quoique aucun traitement spécifique n'ait été employé.

La grande fréquence du ténia et de la syphilis donne un caractère spécial aux maladies de l'Abyssinie, mais cette étude serait incomplète sans une description d'une forme d'hystérie qui est particulière à ce peuple et qui se nomme le *boodha*.

Après en avoir vu bon nombre de cas, tout ce que je puis dire de positif au sujet de cette maladie, c'est que le *boodah* est une affection très-étrange, ne ressemblant en rien à ce que j'avais vu auparavant chez des hystériques, ou qui soit signalé par les auteurs qui se sont occupés plus spécialement de ce sujet.

Une jeune fille est subitement saisie de l'idée qu'elle est une hyène; en très-bonne santé quelques minutes auparavant, tout à coup elle crie et hurle, sa voix ressemblant au cri de l'animal qu'elle personnifie; elle part à quatre pattes, courant si vite que, pour la rejoindre, des hommes sont obligés de monter à cheval. Quoique'elle paraisse faible et délicate, plusieurs hommes doivent employer toutes leurs forces pour la maintenir. Le pouls est fréquent et bondissant, la face congestionnée, le regard absent; le corps tout entier tressaille; pendant des heures elle se balance en arrière et en avant, sa tête roulant d'un côté à l'autre comme si les muscles du cou étaient paralysés; tous ses membres sont roides, ses mains fermées, et elle paraît n'avoir aucune connaissance des personnes ni des choses qui l'entourent. A la fin, elle lasse la patience de ceux qui la retiennent et lui prodiguent des soins, ou bien, par un mouvement brusque et violent, elle s'en débarrasse et se précipite furieusement au dehors de la hutte, courant d'un côté à l'autre, imitant tout le temps le rire et le cri de la hyène, avec une telle perfection que j'avais quelquefois peine à croire que je n'étais pas la victime de quelque illusion. Puis soudainement elle s'arrête, flaire à terre et pousse des cris de joie; elle a enfin trouvé ce qu'elle cherchait, des excréments de chien; elle les dévore avec voracité et peu de minutes après tombe par terre épuisée, mais tranquille. Après quelques heures de repos, elle reprend ses occupations usuelles, et, hors un peu de fatigue, elle est, en apparence du moins, entièrement remise de son attaque.

Plusieurs fois, quand on vint m'annoncer que quelque porteuse d'eau avait le *boodha*, j'ai fait chercher et placer à sa portée des excréments de chien, mais ce n'était pas ceux qu'elle voulait, car elle n'y faisait pas attention et les repoussait si on les approchait de sa bouche ; toutefois, sa crise se terminait presque toujours comme celle qui vient d'être décrite ; doit-on en conclure qu'il y a excréments et excréments de chien, et que tous ne sont pas un spécifique pour le *boodha*.

La thérapeutique abyssinienne est dans un état des plus primitifs ; quelques individus trafiquent de la crédulité du peuple et prétendent posséder une connaissance approfondie de la médecine et de l'emploi des incantations. Les drogues et la magie dont ils font usage sont revêtues d'un grand mystère, soigneusement cachés aux yeux du vulgaire ; ce sont des secrets qui se transmettent dans une même famille et font partie de l'héritage. A part ces médecins natifs, dont la renommée est plus ou moins considérable, tout individu se croit plus ou moins au fait de notre profession, prétention qui n'est pas du reste limitée à l'Abyssinie, mais qui est tout autant répandue dans l'Europe civilisée que parmi les tribus semi-sauvages dont nous parlons.

J'ai déjà mentionné les anthelminthiques. Dans la syphilis, le remède populaire est une infusion de *wasba*, espèce de salsepareille. C'est un remède favori, mais comme il est assez coûteux, ce ne sont que les gens à leur aise qui en font usage.

Les gens pauvres, ou bien ne font rien du tout, ou bien prennent pendant quelque temps, le matin, à jeun, un gros bolus composé de parties égales de farine de graine de lin et de poivre rouge. Beaucoup se rendent, pour cette maladie, aux sources sulfureuses chaudes très-répandues en Abyssinie. Les ulcérations syphilitiques sont pansées avec certaines feuilles d'arbre et touchées de temps en temps avec du sulfate de cuivre. Dans la petite vérole, de la tisane de graine de lin est le remède favori, et l'on en fait boire au malade des quantités considérables. Pour la fièvre, on donne du beurre et du miel mêlés ensemble ; ce mélange agit comme émétique ou comme purgatif, suivant la quantité donnée, puis on administre au malade une infusion de *munchero*, plante qui ressemble à la garance et dont les natifs se servent pour teindre en rouge la bordure de leur vêtement.

Durant l'épidémie de choléra, le seul remède dont j'entendis parler fut : sept raisins bénis par un prêtre et avalés avec une forte dose de psaumes hurlés par le docteur clérical.

La diarrhée est généralement traitée par le beurre administré à jeun, et quelquefois on y mêle de la graine d'une herbacée qu'on appelle *dakasse*. Pour la dysentérie, les remèdes favoris sont le *tej* bien mûr, du miel et du beurre. Ils se servent de ventouses dans beaucoup de maladies ; une corne de vache sert à faire le vide et à retirer le sang. Pour les maux de tête, les ophthalmies, etc., la corne est appliquée à la nuque et l'application est répétée jusqu'à ce que le sang qui s'écoule soit moins foncé. Des ventouses sont souvent posées aux membres dans les rhumatismes musculaires. Dans les ophthalmies, le seul collyre est le tabac à priser.

Ignorants et superstitieux, les Abyssins ont une foi très-grande dans les invocations et dans les prières chantées par les prêtres; en conséquence, l'influence du clergé est immense en temps de maladie, et certes le bruit causé par les voix réunies d'un grand nombre de prêtres établis au chevet du malade, doit bien souvent donner le coup de grâce au malheureux croyant.

Un dernier fait est assez remarquable pour que je croie utile d'appeler l'attention sur lui; c'est l'absence dans toutes ces régions d'une maladie qui décime l'Europe, je veux parler de la fièvre typhoïde. Sur les plateaux abyssins, comme je l'ai déjà fait remarquer, on rencontre des maladies européennes et peu ou point d'affections tropicales; si les affections typhoïdes font défaut, c'est que la cause, la contagion au moyen des déjections typhoïdes ne peut y exister. Le système sanitaire des Abyssins est des plus simples et des plus pratiques. Chaque individu a son lieu d'aisances, c'est un trou de 1 mètre à $1^{m},50$ de profondeur, ayant un diamètre de 20 à 30 centimètres seulement. La terre qui est retirée du trou est accumulée près du bord, et après la défécation l'individu pousse avec son pied assez de terre pour recouvrir l'ordure, et il ferme ensuite le trou avec une pierre. Le diamètre de l'ouverture ne permet pas à l'urine d'y pénétrer dans l'acte de la défécation. Un trou rempli, on en creuse un autre, et ce mélange de terre et de matières fécales se transforme assez rapidement pour que même le plus petit jardinet puisse servir pour une famille nombreuse, et cela probablement pendant des siècles.

Durant ma captivité, j'étais non-seulement le médecin en titre de la forteresse, mais de tous les pays avoisinants, et Théodoros ne se gênait pas pour m'envoyer de son camp ses chefs ou ses amis et même des membres de sa famille, me recommandant de les bien soigner. La favorite vint me consulter plusieurs fois pour une maladie secrète ; apparemment le service du harem de Théodoros ne se faisait pas trop bien.

Je n'ai de ma vie autant travaillé, mais je savais que beaucoup de notre confort relatif dépendait de mon zèle, et quoiqu'en mauvaise santé moi-même, on n'est jamais venu demander mon aide en vain, que ce fût la nuit ou le jour. La

plus grande partie de mes malades réclamaient le service de
la médecine, et ce ne fut que plus rarement que j'eus occasion
de faire de la chirurgie en grand.

Au mois de septembre 1866, une partie de la garnison de
Magdala, quelque peu à court de vivres, tenta une expédition dans
le pays Galla, mais les troupes revinrent avec plus de blessures
que de butin, et pendant quelques jours je fus occupé à tailler,
à raccommoder et panser des plaies. Une seconde fois, mes
soins comme chirurgien furent mis en réquisition, mais cette
fois c'était avec un certain plaisir que je faisais les panse-
ments, car c'était après la bataille de Fahla ; les blessures
avaient été faites par notre brave armée, et n'importe ce que
notre sort pût être quelques heures plus tard, la liberté ou la
mort, le succès de nos armes m'inspirait un orgueil bien légi-
time, car j'avais la conviction qu'avec une armée anglaise à
quelques kilomètres de Magdala, Théodoros, s'il se passait la
fantaisie de nous couper en morceaux ou de nous brûler vifs,
comme il nous l'avait promis, en payerait les conséquences.

Ma narration touche à sa fin, car j'ai dû omettre plus d'un
fait et glisser sur bien des détails pour ne pas trop amplifier
ce récit, peut-être déjà trop long. Le 29 du mois de mars
1868, Sa Majesté envoya à M. Prideaux et à moi (M. Rassam
avait été délivré de ses fers deux jours auparavant) le message
suivant : « Vous n'êtes ni mes amis ni mes ennemis, je vous ai
mis aux fers parce que j'ai enchaîné M. Rassam ; maintenant
j'ouvre vos fers parce qu'il répond de vous ; si vous vous sau-
vez, ce sera une honte pour vous et pour moi (sic). » Sur cela,
on nous fit asseoir ; avec un poinçon de fer et un gros marteau, on sépara l'anneau là où il avait été réuni, et, quand
l'ouverture fut suffisante, trois ou quatre bandes de cuir très-
fortes furent placées en dedans des fers, et l'on nous fit placer
une de nos jambes sur une grosse pierre apportée à cet effet ;
de chaque côté on passa dans les anneaux de cuir un fort et
long bâton, et des hommes tirèrent dessus de toutes leurs forces, se servant de la pierre comme point d'appui pour le levier ;
les bandes de cuir s'étendirent d'abord, puis bientôt agirent sur
l'anneau de fer qui peu à peu céda, s'étendit et enfin fut assez
ouvert pour qu'on pût le passer par-dessus le pied. Il fallut au
moins une demi-heure pour enlever mes fers et plus encore
pour ceux du capitaine Prideaux.

D'abord nous pûmes à peine marcher ; nos jambes nous
semblaient aussi légères que des plumes ; nous ne pouvions les
guider et nous trébuchions comme si nous étions été ivres ; et
si nous rencontrions la plus petite pierre sur notre chemin, in-
volontairement nous levions le pied à une hauteur ridicule.

Pendant bien des jours les membres inférieurs restèrent douloureux, et la plus petite promenade était suivie d'une fatigue considérable.

Enfin, le 11 avril 1868, le lendemain de la bataille de Fahla, — Théodoros nous fit appeler. Les chefs qui apportèrent son message avaient l'air de mauvaise humeur et abattus, et Samuel, notre chef geôlier, était si excité qu'il ne put nous donner aucune explication sur la décision soudaine de l'empereur.

Allions-nous être remis au général en chef de l'armée anglaise? ou bien allions-nous être brutalement assassinés? Cette question devait être décidée dans quelques instants.

Je marchais en avant, et arrivé à un tournant du chemin, grande fut ma surprise de me trouver face à face avec Théodoros. Je m'aperçus tout de suite qu'il était très en colère; derrière lui se tenaient une vingtaine d'hommes tous armés de fusils. L'endroit qu'ils occupaient est une petite plate-forme si étroite que j'aurais dû frôler Théodoros si j'avais avancé; au-dessous de la plate-forme, un précipice profond et abrupte, et au-dessus les rochers qui s'élevaient comme un mur. Évidemment le lieu avait été bien choisi.

L'empereur ne pouvait m'avoir aperçu tout d'abord, car il était à moitié tourné; il parla à voix basse au soldat qui était près de lui, puis tendit la main pour prendre son fusil; je n'avais aucun doute sur l'issue, et, quoique peu satisfait du résultat probable de l'entrevue, j'étais encore assez content à la pensée qu'il n'allait pas nous torturer, mais nous honorer d'une balle et nous traiter en soldats.

Théodoros, la main toujours sur le fusil du soldat, se retourna; il m'aperçut alors, me regarda pendant une minute ou deux, qui me parurent bien longues, je le garantis; puis, laissant tomber sa main, d'une voix basse et presque éteinte il me demanda comment j'allais; enfin il ajouta : « Partez bien vite. »

. . . .

Cinq semaines plus tard, nous arrivions à Zoula où nous devions nous embarquer pour l'Europe, et là j'eus le plaisir de dire adieu à tous ceux qui nous avaient accompagnés dans ce périlleux voyage. Tous étaient là, aucun n'avait été laissé en arrière; et tels que trois ans auparavant nous étions partis de Massaouah, tels nous nous rencontrâmes cette fois encore sur la plage; pas une figure familière ne manquait au rendez-vous; la mort n'avait pu conquérir, et la victoire avait, pour nous aussi, couronné nos efforts.

PARIS. — IMPRIMERIE DE E. MARTINET, RUE MIGNON, 2.

www.ingramcontent.com/pod-product-compliance
Ingram Content Group UK Ltd.
Pitfield, Milton Keynes, MK11 3LW, UK
UKHW021657130726
13696UKWH00004B/1586